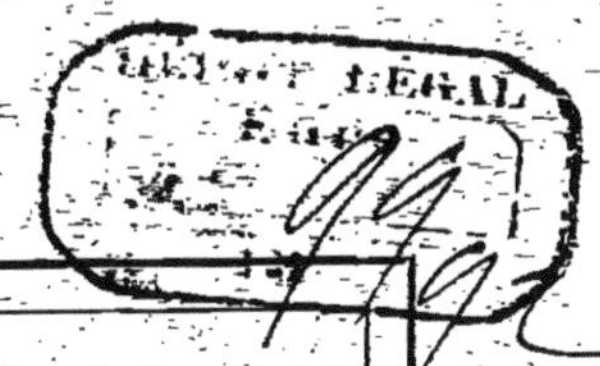

DE LA VALEUR ET DES EFFETS

DU

LAIT BOUILLI ET DU LAIT CRU

DANS L'ALLAITEMENT ARTIFICIEL

PAR

LE Dr HENRY DROUET

ANCIEN INTERNE DES HÔPITAUX DE PARIS
ET DE LA MATERNITÉ DE L'HÔPITAL BEAUJON

OUVRAGE COURONNÉ PAR L'ACADÉMIE DE MÉDECINE
(Prix de l'*Hygiène de l'enfance*, 1891.)

« J'ay seulement faict icy un amas de fleurs estrangières, n'y ayant fourny du mien que le filet à les lier. »

MONTAIGNE. *Essais*, liv. III, c. XII.

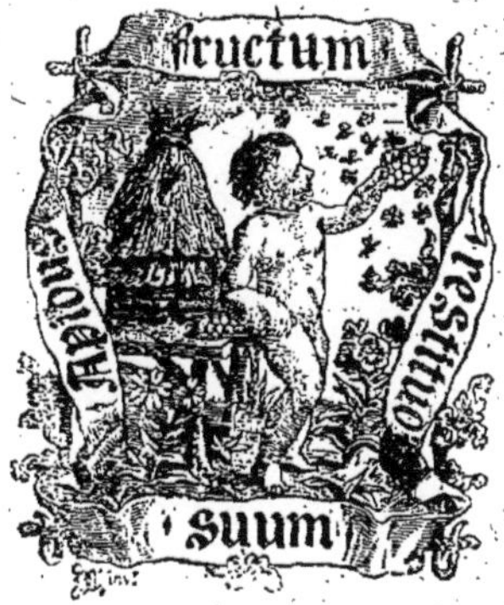

PARIS
SOCIÉTÉ D'ÉDITIONS SCIENTIFIQUES
PLACE DE L'ÉCOLE-DE-MÉDECINE
4, RUE ANTOINE-DUBOIS, 4

1892

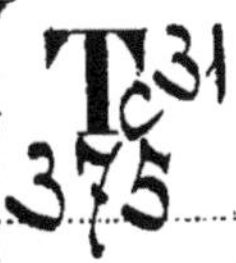

DE LA VALEUR ET DES EFFETS

DU

LAIT BOUILLI ET DU LAIT CRU

DANS L'ALLAITEMENT ARTIFICIEL

DU MÊME AUTEUR

De l'Analgésie chloroformique dans les accouchements naturels. — 1887.

De l'Alimentation artificielle des jeunes enfants. — 1892.

DE LA VALEUR ET DES EFFETS

DU

LAIT BOUILLI ET DU LAIT CRU

DANS L'ALLAITEMENT ARTIFICIEL

PAR

LE Dr HENRY DROUET

ANCIEN INTERNE DES HÔPITAUX DE PARIS

ET DE LA MATERNITÉ DE L'HÔPITAL BEAUJON

OUVRAGE COURONNÉ PAR L'ACADÉMIE DE MÉDECINE

(Prix de l'*Hygiène de l'enfance*, 1891.)

> « J'ay seulement faict icy un amas de fleurs estrangières, n'y ayant fourny du mien que le filet à les lier. »
>
> MONTAIGNE. *Essais*, liv. III, c. XII.

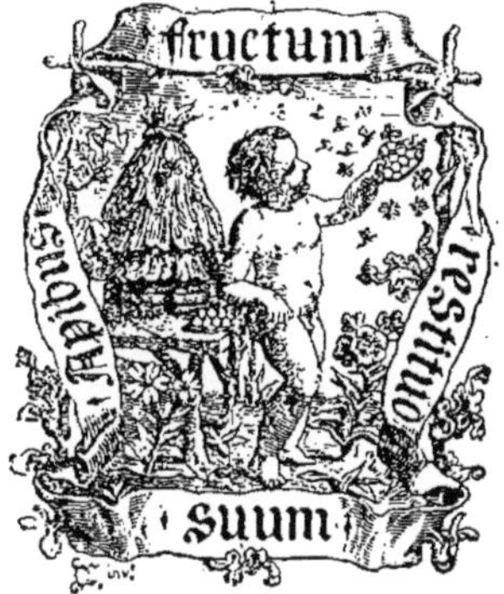

PARIS

SOCIÉTÉ D'ÉDITIONS SCIENTIFIQUES

PLACE DE L'ÉCOLE-DE-MÉDECINE

4, RUE ANTOINE-DUBOIS, 4

1892

INTRODUCTION

S'il est en hygiène infantile une vérité incontestable et incontestée, c'est à coup sûr la supériorité de l'allaitement naturel sur tout autre mode d'alimentation.

Malheureusement il s'en faut de beaucoup que cet allaitement soit toujours praticable.

Soit que la mère ne puisse, pour une raison quelconque, donner le sein et que, ses conditions de fortune ne lui permettant pas de se procurer une nourrice sur lieux, elle ne veuille pas abandonner son enfant à une nourrice plus ou moins éloignée et par conséquent difficile à surveiller ; soit que la santé de l'enfant (syphilis) s'oppose à ce qu'il soit confié à une femme à laquelle il aurait les plus grandes chances de communiquer une affection éminemment contagieuse ; toujours est-il que, dans un grand nombre de circonstances, l'allaitement naturel est matériellement impossible et que l'on est forcé d'avoir recours à l'allaitement artificiel.

Dans quelques cas particuliers l'enfant est nourri directement au pis d'un animal (chèvre ou ânesse) ; mais ce mode d'allaitement qui a, sans aucun doute, de grands avantages, ne peut être usité que d'une façon exceptionnelle. Presque toujours le lait est administré au moyen d'un vase (timbale ou biberon), et l'on peut dire que l'allaitement au biberon est le type de l'allaitement artificiel.

Le lait dont on fait alors le plus ordinairement usage est le lait de vache.

Ce n'est pas à dire évidemment que ce lait présente toutes les qualités désirables. Au point de vue de la digestibilité, aussi bien que sous le rapport de sa composition chimique, le lait d'ânesse se rapproche bien plus du lait de femme et l'emporte de beaucoup sur celui des autres espèces animales; mais la difficulté que l'on éprouve à se le procurer et son prix élevé en interdisent l'emploi à la plupart des familles.

Quant au lait de chèvre, il offre lui-même deux sérieux inconvénients : il est d'une digestion plus laborieuse que le lait de vache, et, de plus, il n'est pas toujours possible d'en trouver en tous lieux et en tout temps, puisque, comme le fait observer M. Tarnier[1], la chèvre ne fournit pas de lait pendant environ quatre mois de l'année.

C'est donc le lait de vache que nous aurons seul en vue dans cette étude.

Mais ce lait doit-il être soumis à l'ébullition avant d'être donné à l'enfant? Ou bien, au contraire, vaut-il mieux s'abstenir de lui faire subir cette préparation? C'est là, comme nous le verrons par la suite, une question du plus haut intérêt. L'accord est loin cependant d'être parfait à ce sujet.

Autrefois il était universellement admis que le lait doit être employé dans un état aussi semblable que possible à celui dans lequel il se trouve au sortir de la mamelle, et le lait cru était seul usité dans l'allaitement artificiel.

Depuis quelques années, un changement important s'est produit dans l'opinion du corps médical. Frappés de certains faits dans lesquels le lait a paru servir d'agent de transmission à diverses maladies et tout particulièrement à la tuberculose,

[1] *Bull. Acad. de méd.*, 1882.

la plupart des auteurs recommandent actuellement de n'administrer le lait que bouilli.

Cependant, aujourd'hui encore, quelques médecins se déclarent partisans du lait cru. Pour eux, les dangers de contagion par le lait seraient loin d'être aussi graves et aussi nombreux qu'on l'a prétendu et l'ébullition aurait l'immense inconvénient de rendre le lait moins digestible et moins nourrissant.

De quel côté se trouve la vérité? En d'autres termes, quels sont la valeur et les effets du lait cru et du lait bouilli dans l'allaitement artificiel? Telle est la double question que nous avons à examiner.

Pour cette étude nous avons cru devoir adopter le plan suivant :

Dans une première partie, après avoir exposé rapidement les modifications éprouvées par le lait du fait de l'ébullition, nous comparerons la digestibilité et le pouvoir nutritif du lait cru et du lait bouilli, puis nous dirons quelques mots de l'influence de l'ébullition sur la conservation du lait.

La valeur alimentaire de ces deux laits (cru et cuit) étant bien fixée, nous étudierons, dans une seconde partie, les effets qu'ils peuvent avoir sur la santé des enfants auxquels ils sont administrés.

Nous serons ainsi conduits à envisager le lait comme agent de transmission des maladies, en réservant, bien entendu, à la tuberculose la place prépondérante que lui assignent sa gravité et sa fréquence.

Nous pourrons alors rechercher en toute connaissance de cause auquel de ces deux laits (bouilli ou non) nous devrons donner la préférence dans l'allaitement artificiel.

DE LA VALEUR ET DES EFFETS

DU

LAIT BOUILLI ET DU LAIT CRU

DANS L'ALLAITEMENT ARTIFICIEL

PREMIÈRE PARTIE

VALEUR DU LAIT BOUILLI ET DU LAIT CRU

CHAPITRE PREMIER

MODIFICATIONS DU LAIT PAR L'ÉBULLITION

Lorsqu'on fait chauffer le lait de vache, on ne tarde pas à voir ce liquide se recouvrir sur toute sa surface d'une pellicule blanchâtre plus ou moins épaisse, qui se renouvelle à mesure qu'on l'enlève. Si l'on continue à élever la température, le lait entre en ébullition; mais les gaz qu'il renferme, retenus par cette pellicule, ne peuvent, non plus que la vapeur d'eau, s'échapper librement et déterminent l'ascension et finalement l'effusion du lait hors du vase qui le contient.

Les deux faits les plus saillants de l'ébullition du lait sont donc la formation de la pellicule qui recouvre la surface du liquide [1] et le dégagement des gaz. Ce sont ces deux modifications du lait qui doivent nous occuper en premier lieu.

Tout d'abord de quoi est formée la pellicule?

Après les travaux de Millon et Commaille [2], on admettait qu'elle est constituée par de la caséine devenue insoluble. Aujourd'hui il est généralement reconnu que cette opinion était erronée et que la peau du lait n'est autre chose que de l'albumine coagulée [3].

Comme le fait remarquer M. Ch. Richet, il est même assez facile, par la méthode de Hoppe-Seyler, de doser cette albumine que renferme le lait de vache.

« On prend, dit cet auteur, du lait mélangé à dix fois son volume d'eau, on ajoute quelques gouttes d'acide acétique et l'on fait passer sur le lait un courant d'acide carbonique. Toute la caséine est alors précipitée et l'albumine reste en dissolution. On filtre et on porte le liquide à l'ébullition. Il se forme ainsi un coagulum qu'on peut recueillir sur un filtre et peser. »

[1] La peau du lait ou *frangipane* est souvent désignée sous le nom impropre de *crème*.

[2] Millon et Commaille. — *Comptes rendus Acad. des sc.*, 1864.

[3] Ch. Richet. — *Prog. méd.*, 1881, p. 175 et suiv.

On peut également démontrer la présence de l'albumine dans le lait par le procédé que Wurtz a employé pour préparer l'albumine de l'œuf pure.

Pour cela, on traite le lait par le sous-acétate de plomb, et l'on détermine ainsi un précipité abondant que l'on recueille sur un filtre. Ce précipité est mis en suspension dans une certaine quantité d'eau distillée et l'on fait passer un courant d'acide carbonique. « La caséine précipitée ne se dissout pas, tandis que l'albuminate de plomb est décomposé par l'acide carbonique. Filtrons le tout : la caséine reste sur le filtre avec le carbonate de plomb et si nous reprenons le liquide limpide pour le faire bouillir, nous voyons qu'il se forme un coagulum albumineux, assez analogue du reste à la crème du lait chauffé[1]. »

Ainsi, il est bien établi que la peau du lait bouilli est formée, non pas par de la caséine, comme on l'avait pensé, mais par de l'albumine. C'est là une particularité sur laquelle nous insistons à dessein, car nous verrons plus tard l'importance considérable qu'elle présente, tant au point de vue de la digestibilité que sous le rapport du pouvoir nutritif du lait cru ou du lait bouilli.

A l'état normal, le lait renferme une certaine quantité de gaz (environ 3 volumes pour 100 volumes de lait) qu'on a pu extraire par la pompe à mercure, et

[1] Ch. Richet. — *Loc. cit.*

qui, d'après les analyses de Hoppe-Seyler, de Setschenow, de Pfluger[1], sont en majeure partie formés d'acide carbonique[2].

Ce sont ces gaz qui se dégagent en plus ou moins forte proportion pendant l'ébullition du lait et non pas, comme on l'a dit, de l'air atmosphérique dont la composition est toute différente.

Enfin, outre ces gaz, l'ébullition fait égalcment perdre au lait une certaine quantité d'eau, ainsi que divers principes volatils qui contribuent à donner à ce liquide à l'état frais une saveur particulièrement agréable que ne possède pas en réalité le lait bouilli.

L'ébullition n'a pas seulement une influence des plus marquées sur la composition chimique du lait; elle agit également sur ses propriétés *biologiques.*

On sait que sous l'action de certains réactifs, et particulièrement sous l'action de la *présure*[3], la caséine normalement dissoute dans le lait devient insoluble et se précipite en caillots plus ou moins volumineux. Or, il est à remarquer que cette précipitation,

[1] Tarnier et Chantreuil. — *Traité de l'art des accouchements*, p. 852.

[2] Suivant Hoppe, la composition centésimale de ces gaz serait la suivante :

Acide carbonique.......	55,15
Azote............... ..	40,56
Oxygène..............	4,20

[3] La présure est un liquide sécrété par le quatrième estomac (caillette) du veau. On l'obtient soit en raclant la caillette, soit en la faisant macérer dans de l'eau pure ou légèrement alcoolisée. Une partie de présure bien préparée peut coaguler 30,000 parties de lait. Elle sert dans l'industrie à la fabrication des fromages.

cette coagulation de la caséine par la présure ne se produit pas de la même manière dans le lait cru et dans le lait bouilli.

Ce fait avait déjà été signalé par Quévenne. « Si, dit cet auteur, au lieu de faire agir la présure sur du lait normal, on en prend qui ait d'abord subi l'ébullition et dont la température soit, bien entendu, revenue au-dessous de 40°, la solidification n'a plus lieu d'une manière aussi prompte et aussi complète[1]. »

Cette proposition de l'illustre chimiste ne nous paraît pas suffisamment explicite. En réalité, la coagulation se produit également dans le lait cuit et dans le lait cru, mais elle présente dans chacun de ceux-ci des caractères différents.

Dans le lait cru, la coagulation se fait en masse. Le coagulum affecte l'aspect d'un bloc consistant, compact, tellement compact même que, si l'expérience est faite dans un tube à essai, il est possible de retourner ce tube sans que le caillot s'en échappe.

Avec le lait bouilli, le caillot est beaucoup moins dense et moins consistant. Il offre une surface inégale, et, si l'on agite quelque peu le tube dans lequel il s'est produit, il se sépare en grumeaux nageant dans un liquide séreux.

Il y a donc dans la façon dont se fait la coagulation

[1] Quévenne. — *Ann. d'hygiène*, 1842, t. XXVI, p. 302.

dans l'un et l'autre de ces deux laits une différence des plus manifestes dont on conçoit dès maintenant l'importance et sur laquelle nous aurons d'ailleurs bientôt à revenir au point de vue de la digestibilité comparée du lait cuit et du lait cru.

Il est enfin une dernière modification qu'éprouve le lait par l'ébullition : nous voulons parler de la destruction des micro-organismes que ce liquide renferme toujours en assez grande quantité. Mais c'est là un point dont l'étude sera faite ultérieurement avec plus d'intérêt, croyons-nous, et que nous signalons simplement ici.

Il nous reste maintenant, pour terminer, à dire quelques mots d'une objection que l'on a élevée contre l'usage du lait bouilli dans l'alimentation.

Certains auteurs ont prétendu que le lait étant doué d'un *principe vital,* étant un *liquide vivant*, l'ébullition lui ferait perdre sa vitalité.

Cette hypothèse de la vitalité du lait n'est pas de date récente.

« Tout au sortir du pis de la femelle, disait Parmentier, le lait a encore la vie des esprits animaux qui ne tardent guère à s'évanouir à l'air extérieur. C'est en vue de capter cette matière délicate et subtile qu'Euriphon, Hérodote, Prodicus, fameux médecins de l'antiquité, ont recommandé qu'on prît le lait dans les mamelles, et Galien confirme ce sentiment en comparant le lait à la semence qui n'a plus aucune action quand elle n'est pas transmise d'un organe dans l'autre[1]. »

Cette doctrine a été soutenue tout dernièrement encore par M. Luton (de Reims). Pour lui, le lait devrait être assimilé au sang, « le premier présentant des indices de vitalité au même titre que le second ; c'est-à-dire que l'un et l'autre recèlent le *principe de la vie en puissance*, de même qu'un corps combustible renferme pour un moment donné une quantité de calorique susceptible d'être calculée à l'avance[2] ».

En réalité, cette comparaison du lait au sang ne nous semble pas bien fondée et nous ne pensons pas que l'existence du principe vital soit plus acceptable pour le lait qu'elle ne l'est pour les eaux minérales « auxquelles Bordeu accordait un mode de vitalité particulier et que Gubler ne craignait pas d'assimiler au sérum du sang[3] ».

Il y a quelques années, du reste, que M. Tarnier a fait justice de cette hypothèse plus métaphysique que physiologique de la vitalité du lait. « Les premières fois, dit cet auteur, que les mots de lait vivant me sont tombés sous les yeux, j'ai été séduit. Aujourd'hui l'accouplement de ces deux mots me laisse plus

[1] Lorry. — *Essai sur les aliments*, Paris, 1757, t. I, p. 409, cité par Perron, *France méd.*, 1883, p. 327.

[2] Luton. — Le lait (au point de vue biologique), *Union méd. du Nord-Est*, fév. 1890, p. 68.

[3] *Ibid.*

froid. Physiologiquement, en effet, le lait n'est vivant qu'au moment où la cellule qui vient de le former se rompt ; quand il est dans les conduits galactophores, il est déjà mort, si bien mort que, lorsqu'il a séjourné un certain temps dans la mamelle, il est déjà altéré et sa richesse a diminué. Je ne serais même pas étonné si l'altération du lait qui séjourne dans la mamelle était plus rapide que s'il était conservé dans un vase placé dans des conditions favorables[1]. »

En un mot il faut renoncer, à l'heure actuelle, à attribuer à l'ébullition une action quelconque sur une vitalité dont l'existence n'est nullement démontrée.

Les seules altérations que l'ébullition fait éprouver au lait sont donc en réalité celles que nous venons de signaler, c'est-à-dire : la formation de la peau, le dégagement des gaz et de la vapeur d'eau, la perte des principes sapides volatils, la destruction de certains micro-organismes et enfin cette modification de la caséine qui a pour effet un changement dans la façon dont se fait la coagulation de cette substance.

[1] Tarnier. — *Bull. Acad. de méd.*, 26 sept. 1882.

CHAPITRE II

DIGESTIBILITÉ COMPARÉE DU LAIT BOUILLI ET DU LAIT CRU

§ 1er. Digestion normale du lait. — Ces modifications influent-elles sur la façon dont se fait la digestion du lait? C'est là ce qu'il nous faut maintenant examiner.

Mais tout d'abord comment se fait normalement cette digestion?

Aussitôt arrivé dans l'estomac, le lait se coagule : la caséine qu'il tenait en dissolution se précipite en caillots plus ou moins volumineux selon l'espèce animale qui a fourni le lait, plus volumineux et plus compacts, ainsi que nous l'avons vu tout à l'heure, dans le lait cru que dans le lait bouilli. C'est là d'ailleurs un point sur lequel nous aurons à insister plus particulièrement.

Que la coagulation de la caséine soit due, comme on l'admettait jusqu'à ces derniers temps, à la fermentation lactique du sucre de lait; qu'elle s'opère au contraire, ainsi qu'on le pense aujourd'hui, sous l'influence de ce ferment spécial que Schmitt et Hammarsten ont désigné du nom de *lab*[1], ou bien enfin, comme le fait est possible, que ces deux facteurs, action du ferment *lab* et fermentation lactique, prennent concurremment part à cette précipitation; toujours est-il que les caillots primitivement formés arrivent progressivement à se dissoudre et qu'enfin de compte les matières albuminoïdes du lait (caséine et albumine proprement dite) se transforment en peptones assimilables.

Ajoutons cependant que, tandis que pour certains auteurs (Reichmann, Kuhn et Chittenden) cette peptonisation se fait complètement dans l'estomac, pour d'autres au contraire (Leo), la digestion stomacale des matières albuminoïdes du lait n'est en quelque sorte que préparatoire et se termine dans l'intestin[2].

Que deviennent les autres principes constitutifs du lait?

Le petit lait, contenant en dissolution les sels et le sucre, est absorbé en majeure partie par les veines stomacales[3]; mais on doit se rappeler que le sucre de lait sous l'influence du suc gastrique fermente et se transforme en acide lactique.

[1] Le lait coagulé par le *lab* présenterait même des caractères particuliers : le coagulum de caséine serait épais, compact, et le lait se prendrait en masse; au contraire, la coagulation par l'acide lactique se ferait successivement et en petits grumeaux.

[2] V. à ce sujet G. Lyon. — *Analyse du suc gastrique*, Th. Paris, 1890.

Ch. Richet. — *Prog. méd.*, 1881, p. 177.

Quant à la graisse, elle ne se digère pas, à vrai dire, dans l'estomac : elle passe dans l'intestin où elle subit les diverses transformations nécessaires à l'absorption des corps gras, transformations qui, n'offrant rien de spécial au lait, ne doivent pas nous arrêter davantage.

Telle est, rappelée aussi brièvement que possible, l'élaboration qu'éprouve le lait dans l'estomac. Ces modifications digestives sont bien certainement les mêmes pour le lait bouilli et le lait cru ; mais s'accomplissent-elles d'une manière aussi complète et avec la même rapidité pour l'un que pour l'autre ?

En d'autres termes, la digestibilité du lait bouilli est-elle la même que celle du lait cru?

§ 2. Importance de la digestibilité plus ou moins grande du lait dans l'allaitement artificiel. — Cette question offre dans la pratique une importance capitale. L'allaitement artificiel, on ne saurait trop le répéter, est de beaucoup inférieur à l'allaitement naturel et si ce mode d'alimentation peut donner et donne en réalité, dans un certain nombre de circonstances, des résultats satisfaisants, il n'en doit pas moins être considéré comme un pis aller auquel il faut cependant savoir se résoudre dans quelques cas.

La composition du lait de vache diffère notablement de celle du lait de femme, et, sans entrer dans des considérations chimiques qui nous écarteraient quelque peu de notre sujet, nous devons rappeler que le lait de vache est beaucoup plus riche en principes solides que ne l'est le lait de femme.

D'un autre côté (et c'est là peut-être le point le plus important), les propriétés biologiques des éléments constitutifs de ces deux laits ne sont pas les mêmes.

Le lait de femme, sous l'influence des divers réactifs, et plus spécialement du suc gastrique, se coagule en un précipité extrêmement fin. Les particules qui composent ce précipité sont, comme le font remarquer Tarnier et Chantreuil[1], tellement ténues que Meggenhofen pensait que la caséine de ce lait se dissolvait directement dans l'estomac; en outre, ces granulations seraient solubles dans l'eau.

Dans le lait de vache *cru*, les caractères de la coagulation sont diamétralement opposés : celle-ci se fait en gros flocons durs et insolubles.

Ces différences dans la coagulation de ces deux laits jouent un rôle considérable dans les phénomènes de la digestion. D'une façon générale, en effet, il est permis d'avancer que plus les caillots de caséine seront fins, plus leur imprégnation par le suc gastrique sera complète et plus, par conséquent, leur digestion sera facile et rapide. On conçoit donc aisément qu'il soit de toute nécessité d'atténuer autant

[1] Tarnier et Chantreuil. — *Loc. cit.*, p. 853.

que possible cette infériorité du lait de vache, et de ne confier que dans les meilleures conditions aux organes si délicats et incomplètement développés des jeunes enfants un aliment qui, somme toute, n'est pas celui que la nature leur destine et dont l'élaboration est trop souvent au-dessus de leurs forces digestives.

§ 3. Opinions des auteurs. — Quel que soit cependant l'intérêt qui s'attache à la connaissance de la digestibilité relative du lait bouilli ou non, il s'en faut de beaucoup que l'opinion des divers auteurs soit fixée sur ce point, les uns affirmant que l'ébullition ne change en rien, au point de vue de la digestion, les qualités du lait, les autres, au contraire, soutenant que cette préparation diminue notablement la digestibilité de ce liquide.

« Tous les auteurs, dit d'Ardenne [1], sont d'accord pour proscrire cette manière (l'ébullition) de traiter le lait destiné aux nourrissons. Il est rendu en effet lourd et indigeste par la dissociation de ses éléments et la coagulation des matières albuminoïdes qui s'y trouvent en dissolution. »

Exprimée d'une façon si absolue, cette assertion ne peut être acceptée sans contestation.

Aujourd'hui en effet on tend de plus en plus à admettre que la difficulté de la digestion du lait

[1] D'Ardenne. — *De l'allaitement artificiel*, p. 179.

bouilli a été grandement exagérée et que l'ébullition est loin d'avoir les inconvénients dont on l'avait accusée sans preuves suffisantes.

Dès 1882, M. J. Lucas-Championnière, alors chirurgien de la Maternité de l'hôpital Cochin, écrivait dans les *Archives de Tocologie :* « Beaucoup de médecins repoussent le lait bouilli parce que, disent-ils, il n'est plus vivant. A Paris, il est quelquefois bien difficile de l'administrer autrement, et, pour ma part, il m'a paru digéré aussi bien [1]. »

Pour tous ceux qui savent avec quel soin, nous pourrions même dire avec quelle minutie, M. Championnière observe dans les moindres détails tout ce qui touche à l'hygiène et plus particulièrement à l'hygiène infantile, une telle remarque de ce chirurgien doit être d'un poids considérable dans l'appréciation de la valeur du lait bouilli.

Aussi, deux ans plus tard, M. Vallin affirmait-il également à diverses reprises que le lait bouilli peut, sans aucun inconvénient pour la digestion, être substitué au lait cru dans l'alimentation. « C'est, dit notamment cet auteur, un préjugé que rien ne justifie que de croire le lait chaud encore du pis plus nourrissant et plus digestible [2]. »

[1] Lucas-Championnière. — Importance de la chaleur pour l'allaitement artificiel. Nature des aliments à conseiller, *Arch. de Tocologie*, 1882, p. 608.

[2] Vallin. — *Rev. d'hygiène*, 1884, p. 750.

Enfin, nous verrons ultérieurement que dans les diverses discussions qui ont eu lieu sur la prophylaxie de la tuberculose, la plupart des sociétés savantes ont conclu à l'usage du lait bouilli dans l'allaitement artificiel, montrant ainsi que, de l'avis de la majorité des médecins, l'ébullition n'exerce sur la digestibilité du lait qu'une influence des plus contestables et, en tout cas, à peu près insignifiante dans la pratique.

Cependant, il faut le reconnaître, certains auteurs soutiennent aujourd'hui encore l'infériorité du lait bouilli dans l'allaitement artificiel.

« Le lait bouilli, dit M. Comby, n'est plus du lait naturel et la plupart des enfants le digèrent avec difficulté[1]. »

« Quand vous ordonnerez la diète lactée, dit M. Dujardin-Beaumetz, vous aurez soin de prescrire le plus souvent le lait cru et non cuit; plus en effet vous vous rapprochez du lait vivant, c'est-à-dire sortant de la mamelle, plus les conditions sont favorables pour l'absorption de cet aliment. La cuisson fait perdre au lait en le coagulant certains principes albumineux et diminue, *dans des limites restreintes* il est vrai, la digestibilité et la nutritivité de ce liquide[2]. »

Tout dernièrement, M. Luton s'élevait contre l'usage du lait bouilli[3] et, à l'Académie de médecine,

[1] Comby. — *Prog. méd.*, 10 octobre 1885.

[2] Dujardin-Beaumetz. — *Clin. thérap.*, t. I, p. 294.

[3] Luton. — *Un. méd. du Nord-Est*, fév. 1890, p. 66.

M. G. Sée[1] affirmait que « aussi bien pour les enfants que pour les adultes, le lait cru est meilleur ». Il est bon toutefois d'ajouter que ce même auteur reconnaît que les enfants digèrent très bien le lait bouilli. « Le médecin, disait-il quelques mois plus tôt à la même société savante, se croit souvent obligé d'éluder cette prescription (ébullition du lait) et d'ordonner ou de permettre le lait cru... chez les enfants qui acceptent et digèrent le lait bouilli comme le lait cru[2]. »

Il est d'ailleurs un point que nous tenons à faire observer. Tous les auteurs qui donnent la préférence au lait cru s'accordent pour recommander de faire bouillir ce liquide dans les cas où l'on craint sa fermentation.

« Vous exigerez, dit par exemple Archambault, que le lait soit fourni matin et soir par la vacherie à laquelle on s'adressera et, au cas où la provision quotidienne ne pourrait être faite qu'une fois par jour, vous exigerez encore que le lait destiné à l'alimentation de la soirée et de la nuit soit bouilli pour éviter qu'il s'acidifie ou que pendant l'été il vienne à tourner[3]. »

Or, il y a là, suivant nous, une légère concession bien propre à faire admettre que, même pour les partisans

[1] *Bull. Acad. de méd.*, 31 décembre 1889.

[2] G. Sée. — *Bull. Acad. de méd.*, 6 août 1889.

[3] Archambault. — Alim. des petits enfants, allaitement artificiel et allaitement mixte, *Gaz. des Hôp.*, 2 mars 1882.

du lait cru, les altérations que cet aliment éprouve par l'ébullition n'ont pas sur sa digestibilité une influence aussi grande qu'on pourrait être tenté de le supposer.

§ 4. — CAUSES DES DIVERGENCES D'OPINIONS. — A. *Altération plus facile du lait cru.* — Comme on le voit, les avis touchant la digestibilité comparée du lait bouilli et du lait cru sont très partagés.

A quoi faut-il attribuer de telles divergences? Comment se fait-il que des auteurs également compétents professent sur ce même sujet des opinions diamétralement opposés?

Les causes de ce dissentiment sont multiples.

Tout d'abord, il est à remarquer que la plupart de ceux qui admettent la moins grande digestibilité du lait bouilli n'ont fait aucune recherche sur ce point spécial de physiologie. Depuis nombre d'années on dit et l'on répète que le lait bouilli est inférieur au lait cru, et la généralité des médecins acceptent comme une vérité hors de contestation cette assertion dont ils ne songent nullement à vérifier l'exactitude par une expérimentation rigoureuse et soigneusement conduite.

Cependant, en dehors de ces médecins pour lesquels la tradition a force de loi, il est, parmi les adversaires du lait bouilli, des hommes éminents qui affirment avec une autorité indiscutable que le lait est mieux toléré par les jeunes enfants lorsqu'il n'a pas été soumis à l'ébullition, et l'on ne saurait en bonne franchise révoquer en doute des observations dont le nom seul des auteurs est une garantie d'authenticité.

Il est évident en effet que dans certains cas le lait cru paraît mieux digéré que le lait bouilli. Mais est-ce bien à proprement parler à une digestibilité plus grande du lait cru qu'il faut alors attribuer la tolérance plus marquée pour ce liquide? Nous ne le croyons pas.

L'allaitement artificiel, on ne saurait trop insister sur ce point, est loin d'être aussi facile à conduire qu'on l'imagine ordinairement. Comme le dit très justement M. Guéniot, « élever avec succès des enfants sans le secours du sein est un art véritable pour l'exercice duquel les bons artistes font trop généralement défaut [1] ». Pour être mené à bonne fin, ce mode d'alimentation nécessite une foule de petits soins de tous les instants, un ensemble de précautions dont on ne se départ point sans s'exposer à des inconvénients, souvent même à des dangers plus ou moins sérieux, et la moindre négligence peut avoir une influence considérable sur les résultats obtenus.

Une des fautes les plus fréquentes dans la pratique de l'allaitement artificiel consiste à laisser dans le

Guéniot. — *Bull. Acad. de méd.*, octobre 1882.

biberon, durant l'intervalle des repas, le lait qui a déjà été utilisé lors de la tétée précédente. Le lait ainsi abandonné ne tarde pas à fermenter, et l'on conçoit aisément tout ce que peut avoir de désastreux l'usage d'un liquide ainsi altéré.

Or, on sait que le lait cru fermente beaucoup plus promptement que le lait bouilli. Cette rapidité plus grande de la fermentation est, à notre avis, une des raisons pour lesquelles le lait cru paraît souvent mieux supporté.

Mais une assertion d'apparence si paradoxale demande explication.

La femme qui, après avoir laissé séjourner plus ou moins longtemps le lait dans le biberon, constate que ce liquide a acquis une odeur aigre plus ou moins marquée, quelquefois même qu'il est déjà caillé en partie, cette femme, disons-nous, se gardera à l'avenir d'un tel manque de soins; en tout cas, à moins d'un défaut de jugement dont les exemples ne sont malheureusement pas rares, elle ne donnera pas à l'enfant un lait qu'il ne supporterait certainement pas.

Avec le lait bouilli, au contraire, la fermentation étant moins prompte, on laisse prendre au nourrisson un lait dont les caractères extérieurs n'offrent rien de spécial ou de suffisant pour attirer l'attention, mais dont l'altération est cependant assez prononcée pour entraîner des troubles digestifs plus ou moins graves.

En somme, l'altération facile du lait cru constitue en quelque sorte une garantie contre la négligence, et c'est là, à notre avis, une particularité qui, dans bien des cas, a fait attribuer à une digestibilité plus grande de ce liquide ce qui, en réalité, ne dépendait que de soins mieux entendus.

Pour nous qui avons eu bien des fois à diriger l'allaitement artificiel dans une contrée où ce mode d'alimentation est la règle et jouit d'une faveur que justifient d'innombrables succès, nous avons toujours recommandé de faire bouillir le lait destiné aux jeunes enfants; jamais nous n'avons observé que le lait bouilli fût plus difficilement digéré que le lait cru, mais à la condition expresse que tous les petits soins que comporte l'élevage au biberon ne fussent pas négligés, à la condition surtout que la propreté fût, sinon irréprochable, du moins aussi parfaite qu'on peut l'exiger d'une nourrice.

B. *Aptitudes digestives particulières des sujets observés.* — Cependant, de ce que le lait bouilli nous a invariablement paru aussi bien digéré que le lait cru, en doit-on conclure qu'il en est toujours ainsi? Evidemment non. Il est plus que probable, au contraire, que les organes de certains enfants s'accommodent mieux d'un lait n'ayant pas subi l'ébullition; mais ces cas particuliers ne nous semblent pas suffisants pour faire proclamer la supériorité du lait cru sur le lait cuit.

Il y a, en effet, au point de vue de la digestion, des aptitudes particulières, des idiosyncrasies qu'il est impossible de prévoir et avec lesquelles il faut néanmoins compter dans l'appréciation de la digestibilité des aliments. Certains mets manifestement lourds et indigestes pour la généralité sont cependant très bien supportés par quelques individus. Ne sait-on pas, par exemple, que W. Beaumont, dans des expériences dont nous aurons à parler plus longuement, a vu chez un adulte robuste la choucroute mieux digérée que le lait et le bœuf rôti ?

« La digestibilité, dit Michel Lévy, est un fait purement relatif, d'une part à l'état de l'estomac, d'autre part aux conditions générales de l'économie ; elle exprime le rapport qui existe entre les propriétés d'un aliment et la situation actuelle de l'organisme ; rapport mobile puisque l'organisme peut d'un moment à l'autre varier dans sa manière d'être et s'accommoder du même aliment qui, dans des conditions différentes, eût été inhabile à solliciter sa puissance assimilatrice. Surchargez un estomac des substances les mieux appropriées aux besoins généraux de l'économie, il en attaque d'abord la portion nécessaire à la réparation du corps, et le reste pèse sur lui de tout le poids d'une élaboration languissante, à moins qu'il ne l'élimine brusquement par le vomissement ou par des déjections alvines. Suivant la phase présente de l'organisme, l'aliment le plus digestible est maintenant le végétal ou la chair des animaux. L'habitude et la nécessité d'une calorification énergique suscitent aux peuples polaires l'appétence des matières hydrogénées et carbonées dont la seule idée révolte nos estomacs. Il faut donc écarter comme vaine et chimérique l'étude de la digestibilité absolue des aliments; et quant à leur digestibilité relative, elle ne pourrait être fixée que par une prodigieuse multiplicité d'expériences que l'on ne fera jamais [1]. »

Si, par conséquent, on s'en rapporte à ce que l'on a observé dans quelques cas isolés, on court grand risque de se former une opinion absolument erronée, et de ce que tel ou tel individu a paru digérer plus aisément le lait cru que le lait bouilli ou réciproquement, on n'est pas autorisé à conclure qu'un tel lait est par lui-même et dans tous les cas d'une digestion plus facile.

C. *Age du sujet observé.* — Parmi les conditions qui, d'une façon générale, rendent la digestion plus ou moins laborieuse, il en est une dont, à notre avis, on n'a pas suffisamment tenu compte : nous voulons parler de l'âge du sujet observé.

La plupart des recherches sur la digestibilité du lait ont été faites chez des individus adultes; or, il faut bien le reconnaître, une telle façon de procéder est

[1] Michel Lévy. — *Traité d'hygiène publique et privée*, 5e éd., 1869, t. I, p. 717 et 718.

essentiellement défectueuse, et les résultats ainsi obtenus sont loin d'être de tout point applicables aux jeunes enfants.

En effet, on ne doit pas oublier que, dans l'ordre des choses établi par la nature, ce n'est que d'une façon absolument accessoire que le lait est destiné à servir de nourriture à l'adulte. Pour l'enfant, au contraire, il est le seul aliment approprié à la délicatesse extrême des organes, et, sans accorder aux causes finales une valeur exagérée, il est permis de supposer que, dans les conditions normales, le lait est digéré plus facilement par l'enfant que par l'adulte.

L'expérience a d'ailleurs pleinement confirmé ces vues théoriques.

« Il semble, dit M. Ch. Richet, que chez les enfants la coagulation de la caséine soit plus rapide encore que chez l'adulte, ce qui tient probablement à une activité plus grande de la pepsine des nouveau-nés sur le lait[1]. »

L'explication de cette particularité est aisée.

On admet aujourd'hui, ainsi que nous l'avons vu précédemment, que la coagulation du lait est due à un ferment spécial connu sous le nom de *lab*. Or, Hammarsten a établi que ce ferment est plus abondant chez les jeunes animaux ; il n'est donc pas surprenant que chez ceux-ci la coagulation

[1] Ch. Richet. — *Prog. méd.*, 1881, p. 176.

soit plus rapide et plus facile qu'elle ne l'est chez l'adulte.

Ce fait est du reste en accord avec l'observation journalière, car on sait depuis longtemps que c'est de l'estomac des jeunes animaux que l'on doit faire usage pour la préparation de la présure, qui, somme toute, doit uniquement au lab son action spéciale sur le lait.

On pensait même il y a peu de temps encore, que le lab n'existe que pendant la période de lactation[1] : cette opinion était certainement excessive et il est démontré maintenant que ce ferment se trouve aussi dans l'estomac de l'adulte; mais (et c'est là pour nous le point essentiel) c'est chez l'enfant qu'il est le plus abondant[2].

Artémieff a cependant vivement contesté cette facilité plus grande de la digestion du lait chez les enfants.

« D'un côté, dit-il, la ténuité des parois de l'estomac du nouveau-né (dont dépend aussi un nombre plus restreint de glandes à pepsine), la force moindre

[1] D'après Duclaux, la sécrétion du lab persiste tant que l'alimentation reste lactée. Ainsi avec une caillette de veau de quatre mois, tétant peu et nourri surtout d'herbe, il a obtenu une présure très active; mais, à partir de huit à dix mois, le lab disparaîtrait pour faire place à la pepsine et chez l'adulte il n'en existerait plus trace (V. à ce sujet Pagès, *Recherches sur la pexine*, Th. doct., Paris, 1888, p. 16.)

[2] Suivant Léo, le lab serait plus abondant chez l'adulte que chez l'enfant. Cette assertion, contraire à celle des autres auteurs, n'a pas été confirmée. V. G. Lyon, *loc. cit.*

du suc gastrique (Zweifel, Langendorf) et le développement imparfait des muscles gastriques et intestinaux doivent affaiblir la digestion de l'estomac et l'assimilation des intestins chez le nouveau-né; d'un autre côté, la petite capacité de l'estomac, sa courbure insignifiante, la longueur considérable du canal intestinal doivent contribuer non seulement à ce que la nourriture passe le plus vite possible de l'estomac aux intestins, mais aussi à ce qu'elle soit imbibée sur toute l'étendue du canal intestinal plus vite que chez les grandes personnes [1].

Ces diverses propositions sont très discutables.

Examinons en effet séparément chacun des arguments que cet auteur a fait valoir pour affirmer la difficulté de la digestion stomacale du lait chez les nouveau-nés.

Tout d'abord le petit nombre des glandes à pepsine et la force moindre du suc gastrique sont loin d'avoir dans l'espèce toute l'importance qu'Artémieff leur a attribuée, et il est bien évident que la pepsine est toujours assez abondante pour peptoniser la caséine du lait ingéré par les jeunes enfants.

Les quantités de pepsine nécessaires à la digestion sont extrêmement faibles, et, si l'on n'admet plus avec Brucke [2] que la même pepsine peut servir presque

[1] Artémieff. — Allaitement des nouveau-nés et leur alimentation artificielle, *Arch. de Tocologie*, 1887, p. 870.

[2] Brucke pensait que l'arrêt de la peptonisation dans les digestions

indéfiniment, il est cependant démontré qu'il suffit de proportions très minimes de cet agent pour digérer des quantités considérables de matières albuminoïdes.

Les recherches de Bourget, qui a pu digérer 20 centigrammes de fibrine pure avec un dixième de milligramme de pepsine, ont mis hors de doute cette manière de voir[1].

Il est donc permis d'affirmer que le suc gastrique de l'enfant contient toujours assez de pepsine pour élaborer la caséine de son alimentation.

L'acidité du suc gastrique est également suffisante chez les jeunes enfants.

A la vérité, on ne constate d'acide chlorhydrique libre qu'à la fin de la digestion, l'acide sécrété au commencement de celle-ci étant neutralisé par les éléments constitutifs du lait (Leo), mais il ne faut pas oublier que dans la digestion du lait la fermentation

artificielles est dû à la présence des peptones qui paralysent l'action de la pepsine et que, si l'on avait pu éliminer ces peptones, la pepsine serait capable de digérer une quantité indéfinie de fibrine.

Schiff a fait voir que cette opinion n'était pas complètement exacte. Si, en effet, dans une digestion artificielle le liquide renfermant ces peptones et de la fibrine non peptonisée est chauffé à 100° de manière à détruire le ferment peptique et si l'on ajoute ensuite de la pepsine, de nouvelles quantités de fibrine se peptonisent. (V. Ch. Richet, *Du suc gastrique*, Th. doct. ès sciences, 1878, p. 134.)

Il est néanmoins prouvé que la présence des peptones primitivement formées constitue un sérieux inconvénient dans les digestions artificielles.

[1] Bourget. — Recherche clinique des acides de l'estomac. *Rev. méd. de la Suisse romande*, 1888, p. 103-106.

lactique joue un rôle considérable et que l'acide lactique formé remplace l'acide chlorhydrique dans une large mesure.

« Le lait, dès qu'il est arrivé dans l'estomac, dit M. Ch. Richet, fermente immédiatement. Le suc gastrique est le milieu le plus favorable à sa fermentation ; mais s'il est très acide cette fermentation est plus lente. Quelques gouttes de lait dans un suc gastrique très abondant et très acide feront au bout de deux heures un liquide à peine plus acide qu'une masse considérable de lait alcalin avec quelques gouttes de suc gastrique. Chez les jeunes animaux cet équilibre (de l'acidité stomacale) est très nécessaire. Quand ils ont ingéré beaucoup de lait, il faudrait une grande quantité de suc gastrique pour acidifier tout ce lait, tandis que c'est le lait lui-même, qui en fait les frais et qui, par ses modifications propres, devient acide. Mais comme l'acidité de l'estomac ne doit pas dépasser une certaine limite, si le suc gastrique est très acide et le lait peu abondant, cette fermentation est très peu développée[1]. »

En d'autres termes, la fermentation lactique « épargne au jeune organisme les frais d'une sécrétion acide abondante[2] ».

D'après Artémieff, la couche musculeuse de l'esto-

[1] Ch. Richet. — *Suc gastrique*, p. 109.

[2] Id. — *Comptes rendus Acad. des sciences*, 25 fév. 1878.

mac des nouveau-nés serait trop faible. Mais en vérité les mouvements de l'estomac ont-ils donc besoin chez les enfants de s'exercer avec une telle énergie? Il n'est pas question dans le jeune âge de triturer, de broyer pour ainsi dire les aliments ; il ne s'agit que de brasser la caséine coagulée, de la promener en quelque sorte dans toute l'étendue de la cavité stomacale pour la mettre en contact plus parfait avec le suc gastrique, et, dans ces conditions, le muscle stomacal est incontestablement à la hauteur de sa mission.

Enfin, ajoutons que si la petite capacité de l'estomac et sa direction presque verticale chez l'enfant avaient fait penser que la digestion du lait s'opère surtout dans l'intestin, l'expérience n'a pas confirmé ces vues théoriques et a démontré que c'est dans l'estomac que le lait est peptonisé.

Le fait d'ailleurs n'a rien de surprenant si l'on se rappelle que le lait étant coagulé et la partie liquide étant rapidement absorbée, la masse alimentaire se trouve alors considérablement réduite et infiniment moindre que le ferait supposer la quantité de lait ingérée.

Ainsi, toutes les objections qu'Artémieff avait élevées contre la puissance digestive de l'estomac dans le jeune âge sont contredites par ce que nous savons des phénomènes de la digestion à cette période de l'existence. Aussi bien au point de vue de sa teneur en pepsine que sous le rapport de son acidité, le suc gastrique des jeunes enfants est parfaitement approprié aux fonctions qu'il a à remplir, et la quantité plus grande de ferment *lab* qu'il contient lui donne une supériorité indiscutable sur celui des adultes pour la digestion du lait, ou tout au moins de la caséine.

Cependant cette digestibilité plus grande de la caséine n'implique pas forcément que le lait de vache soit toujours mieux toléré par les jeunes enfants que par les adultes ; il est au contraire des cas où les enfants digèrent ce lait assez difficilement ; mais cette difficulté de la digestion tient non pas à la caséine elle-même, mais à l'albumine que le lait de vache renferme en assez grande quantité.

Ceci nous conduit tout naturellement à examiner d'une façon spéciale l'influence sur la digestibilité du lait de chacune des modifications que l'ébullition fait éprouver à ce liquide.

§ 5. Influence sur la digestibilité du lait des modifications éprouvées par le fait de l'ébullition. — A. *Coagulation de l'albumine.* — Le lait de femme, c'est-à-dire celui que l'enfant doit prendre normalement, ne contient que des proportions extrêmement faibles d'albumine ; le plus souvent même ce principe fait complètement défaut. Il est donc permis de supposer à priori que les organes de l'enfant ne sont pas aptes à élaborer cette substance. Les propriétés du *colostrum* qui purge par indigestion viennent d'ailleurs fortement à l'appui de cette manière de voir, que Gorup-Besanez, Zweifel et Biedert ont pleinement confirmée en démontrant que l'albumine est beaucoup moins digestible que la caséine.

Cette difficulté de la digestion de l'albumine contenue dans le lait de vache et l'absence de ce principe dans le lait de femme nous indiquent donc qu'il y a tout intérêt à ne pas faire entrer ce corps protéique dans l'alimentation de l'enfant.

Or, comme nous l'avons vu précédemment, la pellicule qui se forme à la surface du lait pendant l'ébullition est constituée par de l'albumine solidifiée, devenue insoluble. Dans la pratique de l'allaitement artificiel, cette pellicule est presque inévitablement rejetée; généralement en effet le lait est alors administré au moyen du biberon et l'on comprend sans peine que ce corps solide viendrait, dès les premières tétées, obstruer le tube ou les orifices de cet appareil.

L'ébullition permet donc de supprimer l'albumine du lait de vache, et cette élimination d'un principe manifestement indigeste pour les jeunes enfants ne doit certainement pas être sans influence sur la digestibilité du lait bouilli dans le premier âge.

Cette suppression de l'albumine joue également un

rôle important dans la digestion du lait chez l'adulte, et elle peut, dans une certaine mesure, nous donner l'explication des divergences que nous signalions dans l'appréciation que les auteurs ont portée de la digestibilité du lait bouilli.

On sait que l'albumine solide est d'une digestion infiniment moins facile que l'albumine liquide. Il n'est donc pas indifférent, dans le cas qui nous occupe, de savoir si cette albumine solidifiée fait ou non partie de l'alimentation. Si en effet, comme il arrive fréquemment, cette pellicule, qu'on regarde comme essentiellement nutritive, est prise avec le lait, on conçoit que, par ce fait même, ce liquide deviendra notablement plus indigeste qu'il ne l'était avant d'avoir subi l'ébullition. Si, au contraire, la frangipane est rejetée, le lait sera à coup sûr moins nourrissant *pour un adulte* qui arrive toujours en fin de compte à digérer l'albumine même solidifiée, mais, en revanche, sa digestion sera plus facile, puisqu'il ne contiendra plus d'albumine et que, de tous les principes albuminoïdes que renferme le lait, celui-ci, même à l'état liquide, est, sans contredit, celui dont la peptonisation est la plus laborieuse.

En d'autres termes, suivant que la pellicule albumineuse aura été prise ou non avec le lait bouilli, celui-ci sera plus digestible que le lait cru ou inversement, et comme, chez les enfants, cette pellicule est toujours rejetée, nous pouvons conclure que, tout au moins sous ce rapport, l'ébullition doit avoir pour effet, dans l'allaitement artificiel, d'augmenter la digestibilité du lait de vache.

B. *Dégagement des gaz.* — « On a prétendu, dit d'Ardenne, que la chaleur altère gravement le lait en lui enlevant l'air qu'il renferme, ce qui le rendrait indigeste. Je suis loin de partager cette opinion : le lait pris au sein ne renferme pas d'air et il est, sans contredit, meilleur. C'est parce qu'on n'a pas eu soin de le conserver en vase clos qu'il a pu en dissoudre une certaine quantité qui lui a fait subir une altération dans sa composition naturelle et lui a apporté des germes de putréfaction. Il ne faut pas vouloir comparer à ce point de vue l'eau au lait. D'abord, ce sont deux liquides bien différents, et d'ailleurs il est une raison que je trouve péremptoire : la nature a préparé le lait de manière à ce que les petits des mammifères le prennent la bouche appliquée sur le sein et par conséquent sans mélange avec l'air. Je serais loin par conséquent de repousser l'idée de faire bouillir le lait si la chaleur n'avait d'autre effet que de chasser l'air qu'il peut contenir[1]. »

Mais si le lait ne renferme pas d'air atmosphérique, nous avons vu qu'il contient normalement une quantité notable de gaz et tout spécialement d'acide carbonique. Or, d'après certains auteurs, d'après Husson,

[1] D'Ardenne. — *Loc. cit.*, p. 179.

par exemple[1], l'ébullition, en chassant une partie de l'acide carbonique, aurait pour conséquence une digestion du lait bouilli plus difficile que celle du lait cru.

Nous doutons fort, cependant, que la perte d'acide carbonique ait sur la digestibilité relative du lait bouilli une influence aussi considérable qu'on l'a pensé, et les recherches expérimentales que nous relatons plus loin semblent venir à l'appui de notre manière de voir. Du reste, la proportion d'acide carbonique que renferme le lait s'abaisse notablement lorsque ce liquide est abandonné à l'air : le lait cède alors de l'acide carbonique et absorbe de l'oxygène; il peut même, d'après Hoppe-Seyler, prendre tout l'oxygène d'un volume d'air triple du sien. Pour que le lait cru fût administré avec *tout* son acide carbonique, il faudrait donc que l'on en fît usage *immédiatement après la traite*, ce qui est loin d'avoir lieu dans l'immense majorité des cas.

C. *Dégagement de la vapeur d'eau.* — En même temps que se dégagent les gaz, une partie de l'eau s'évapore et il en résulte une concentration plus grande du lait.

Cette concentration paraît à première vue devoir rendre la digestion du lait bouilli plus difficile en augmentant sa richesse en éléments solides. Il en

[1] Husson. — *Le lait, la crème et le beurre*, 1878, p. 3.

serait réellement ainsi si le lait donné aux enfants contenait la totalité de ses principes, mais nous avons dit tantôt que, par le fait même de la formation de la peau, l'albumine n'est pas utilisée dans l'allaitement artificiel, et cette suppression de l'albumine est largement suffisante à compenser la perte d'eau résultant de l'ébullition.

Il serait d'ailleurs facile par un coupage bien compris d'obvier, si besoin en était, à ce léger inconvénient.

D. *Perte des principes sapides volatils.* — Il est, dans l'ébullition du lait, un autre fait qui offre, selon nous, beaucoup plus d'intérêt.

Ainsi que nous l'avons vu précédemment, l'ébullition fait perdre au lait certains principes volatils qui lui donnent, à l'état frais, un goût spécial et particulièrement agréable. Or, la saveur des aliments est loin d'être indifférente au point de vue de la digestion.

Comme le dit Michel Lévy, « les principes sapides et odorants, les aromes dont la nature a doué la plupart des substances alimentaires des deux règnes, exercent certainement une influence sur la digestibilité de celles-ci. C'est un assaisonnement naturel qui entre dans la constitution primordiale de l'aliment et dont le mode d'action n'est pas toujours suppléé par les imitations de l'art culinaire[1] ».

[1] Michel Lévy. — *Loc. cit.*, t. I, p. 723.

Il est, en effet, de notion vulgaire que tel aliment pris avec plaisir est bien plus aisément digéré que tel autre qui a été accepté, sinon avec dégoût, du moins avec inappétence. Il est donc assez naturel que bien des personnes digèrent avec plus de facilité le lait cru dont la saveur leur semble de beaucoup supérieure à celle du lait bouilli.

Chez l'enfant, la sapidité du lait ne joue qu'un rôle des plus restreints. Le sens du goût est très peu développé dans les premiers temps de l'existence : aussi les tout jeunes enfants acceptent-ils avec le même empressement le lait cru ou le lait bouilli. Un peu plus tard, il n'en est plus de même, mais (et c'est là ce qui nous intéresse le plus directement) quand l'enfant a été, dès le début de l'allaitement, accoutumé au lait bouilli, c'est à celui-ci qu'il donne ordinairement la préférence.

La perte des principes sapides du lait est donc loin d'avoir dans le jeune âge l'importance qu'elle a chez l'adulte et nous ne pensons pas que l'on puisse se baser sur cette modification du lait pour conclure, ainsi qu'on le fait fréquemment, à une digestibilité moins grande du lait bouilli dans l'allaitement artificiel.

E. *Différence de la coagulation de la caséine dans le lait bouilli et dans le lait cru.* — D'après Quévenne, la différence dans la façon dont le lait cru et le lait bouilli se coagulent sous l'influence de la présure aurait pour conséquence une digestion plus difficile de ce dernier. « Un rapprochement, dit-il, que l'on saisira parfaitement, existe ici entre cette manière d'agir d'une substance retirée de l'estomac du veau et l'observation pratique faite depuis longtemps que le lait bouilli pèse à certains estomacs délicats et aux enfants[1]. »

Cette opinion de l'éminent chimiste nous paraît pour le moins très discutable.

Que la coagulation du lait cru soit favorable à la fabrication du fromage et soit par conséquent préférable au point de vue industriel à celle du lait bouilli, c'est là un fait bien évident et absolument incontestable. Mais il nous semble bien difficile, pour ne pas dire impossible, d'admettre que la fragmentation, le petit volume des caillots du lait bouilli, en permettant une imprégnation plus parfaite par le suc gastrique de la caséine coagulée, ne sont pas, au contraire, une condition essentiellement avantageuse pour la digestion, alors que nous savons que l'une des causes principales de la grande digestibilité du lait de femme est précisément la finesse extrême du précipité de caséine.

F. *Destruction des microbes.* — Enfin, nous ne parlerons pas ici de l'influence sur la digestibilité de la destruction par l'ébullition des microbes contenus

[1] Quévenne. — *Loc. cit.*

dans le lait de vache. A l'état normal, en effet, le lait ne renferme pas ces micro-organismes, et le seul point à regretter sous ce rapport, c'est que la vitalité de certains d'entre eux résiste, comme nous le verrons tout à l'heure, à la température de l'ébullition.

§ 6. Recherches expérimentales. — A. *Digestions naturelles observées chez l'homme.* — Des modifications diverses que l'ébullition fait éprouver au lait aucune ne paraît donc capable de diminuer la digestibilité de ce liquide.

Les quelques recherches expérimentales qui ont été faites à ce sujet ont toutes confirmé cette manière de voir et ont démontré que, contrairement à l'opinion trop généralement accréditée, la digestion du lait bouilli est plus facile et plus rapide que celle du lait cru.

A la vérité, ces expériences sont peu nombreuses, car la plupart des auteurs qui se sont occupés de la digestibilité relative des aliments ont négligé d'examiner la façon dont s'opère la digestion du lait suivant que ce liquide a été ou non soumis à l'ébullition.

Cette omission avait d'ailleurs sa raison d'être. La connaissance des dangers qu'offre l'usage du lait cru dans l'alimentation est de date relativement récente : la question de l'influence de l'ébullition sur les diverses qualités du lait n'avait donc pas autrefois l'intérêt qu'elle offre aujourd'hui, et l'attention n'était pas alors attirée sur ce point aussi fortement qu'elle l'est à l'heure actuelle.

D'un autre côté, l'étude de la digestibilité du lait présente de nombreuses difficultés et nécessite certaines conditions que l'on est loin de trouver communément réunies.

En effet, les expériences instituées à cet égard sur les animaux ne donnent que des résultats très contestables. « Les aptitudes digestives varient d'une classe d'animaux à une autre, et les expériences que l'on tente sur eux ne peuvent révéler que la puissance trophique d'un aliment, non son degré de digestibilité pour l'homme : aussi bien l'aversion que témoignent les animaux pour certaines substances qu'on les force d'avaler fausse les résultats observés et en explique les singularités[1]. »

C'est donc chez l'homme lui-même que les expériences doivent être faites.

Mais la plupart des méthodes expérimentales employées pour l'étude de la digestibilité des aliments (Gosse, Stevens, Lallemand, etc.) sont essentiellement vicieuses, et d'ailleurs elles ne peuvent être usitées pour le lait. Aussi les expériences de W. Beaumont[2] ont-elles une importance considérable et

[1] M. Lévy. — *Loc. cit.*, t. I, p. 712.

[2] Beaumont. — Experiments and Observations on the gastric juice and the physiology of digestion. Boston, 1834.

offrent-elles pour nous un intérêt tout particulier.

Ce physiologiste a eu pendant plusieurs années à son service un Canadien robuste qui, à la suite d'une blessure par arme à feu, avait conservé une fistule dans la région stomacale. La disposition de cette ouverture était telle qu'il était possible non seulement d'introduire des aliments dans la cavité de l'estomac, mais encore d'inspecter directement l'intérieur de cet organe et de suivre les différentes modifications qu'éprouvent les aliments dans les phases successives de la digestion.

Beaumont a profité de ce cas éminemment favorable pour faire toute une série de recherches sur la digestibilité des diverses substances alimentaires, et il est le premier qui ait constaté expérimentalement l'influence de l'ébullition sur la digestibilité du lait.

Or la conclusion à laquelle il a été conduit par des observations *fréquemment renouvelées*, c'est que *le lait bouilli est plus digestible que le lait cru;* tandis en effet que ce dernier mettait deux heures quinze à être digéré, la digestion complète du lait bouilli ne demandait que deux heures.

On a prétendu que les faits indiqués par Beaumont étaient contestables en ce sens que cet auteur avait confondu la durée du séjour des aliments dans l'estomac avec le temps nécessaire à leur digestion. Mais si cette objection est certainement fondée pour les substances dont l'élaboration digestive se fait ou se termine dans l'intestin, il n'en est pas de même pour le lait dont les divers principes, *sauf les graisses*, sont complètement digérés dans l'estomac. Dans le cas particulier qui nous occupe, les recherches du physiologiste américain conservent donc toute leur valeur et sont parfaitement démonstratives. D'ailleurs, les expériences de Beaumont ont été répétées il y a quelques années par M. Ch. Richet sur un opéré également porteur d'une ouverture stomacale[1], et les résultats que cet auteur a obtenus ont été confirmatifs de ceux que Beaumont avait signalés.

Enfin, en 1887, Reichmann[2] a étudié, sur un jeune homme de vingt ans très bien portant, la façon dont le lait cuit ou cru se comporte dans l'estomac et ses conclusions, de même que celles de Beaumont, ont été en faveur du lait bouilli. Il a constaté, en effet, que, tandis que la digestion de trois cents centimètres cubes de lait cru n'était complète qu'au bout de trois heures, celle d'une même quantité de lait bouilli, *dont les flocons de caséine coagulée étaient beaucoup plus ténus* que ceux du lait cru, était terminée en deux heures et demie.

En somme, des recherches de Beaumont et de

[1] Le malade de Ch. Richet était un jeune homme qui, ayant avalé par mégarde de la potasse caustique, avait été atteint, à la suite de cet accident, d'un rétrécissement infranchissable de l'œsophage et auquel M. Verneuil avait pratiqué la gastrotomie.

[2] Reichmann. — Recherches sur la digestion du lait chez l'homme. *Zeitsch. fur Klinische medicin*, Bd. IX.

celles de Reichmann, il paraît donc permis de conclure que, contrairement à l'opinion généralement admise, le lait bouilli est d'une digestion plus facile que le lait cru.

Mais, quelle que soit la perfection avec laquelle elles sont conduites, quelque valeur que nous devions à juste titre lui accorder, ces expériences faites sur l'homme ont en réalité un double inconvénient.

D'abord il est toujours très difficile, le plus souvent même il est totalement impossible de les renouveler. Les individus porteurs de fistules stomacales sont extrêmement rares et, de plus, la plupart d'entre eux ne peuvent pas servir à l'étude de la digestibilité relative des aliments. Dans presque tous les cas où la gastrotomie est pratiquée, les lésions qui ont nécessité cette opération ont eu pour effet d'altérer notablement la puissance digestive du suc gastrique et les résultats obtenus dans de telles conditions seraient discutables et souvent même erronés. Ce n'est donc que chez des sujets comme ceux que Beaumont et M. Ch. Richet ont eu la bonne fortune d'observer que ces recherches pourraient être entreprises avec fruit, et, nous le répétons, ces cas de fistules avec intégrité des fonctions digestives sont tout à fait exceptionnels.

D'un autre côté, il est bien évident que l'on ne peut étudier *simultanément* la façon dont se comportent dans l'estomac deux échantillons de lait, l'un cuit et l'autre cru : et cependant il serait absolument indispensable que les deux substances dont on veut étudier la digestibilité relative fussent introduites en même temps dans la cavité stomacale.

Si en effet les recherches sont faites successivement le même jour, il peut arriver que, par le fait du repas précédent, le pouvoir digestif du suc gastrique ait subi des modifications plus ou moins prononcées, modifications ayant pour conséquence une digestion en apparence plus difficile du lait examiné en second lieu, bien que, en réalité, la digestibilité de ce dernier liquide soit égale ou supérieure à celle du premier.

Si, au contraire, on opère deux jours différents, non seulement les aptitudes du sujet pour la digestion du lait peuvent varier dans une certaine mesure, mais encore il est possible que le lait dont on fait usage présente dans sa composition, dans sa richesse en principes solides, des différences suffisantes pour fausser l'appréciation que l'on portera sur la digestibilité relative du lait cuit et du lait cru.

Ces causes d'erreur n'existent pas dans les digestions artificielles.

B. *Digestions artificielles.* — Depuis l'époque où Spallanzani a démontré qu'il est possible d'opérer des digestions en dehors de l'organisme[1], on a eu bien

[1] Spallanzani. — *Expériences sur la digestion*, Genève, 1783.

souvent recours aux digestions artificielles pour étudier la digestibilité des aliments.

Ce mode d'expérimentation présente, en effet, l'avantage considérable de permettre d'examiner simultanément la façon dont s'opère la digestion de deux substances différentes, et cela sans avoir à se préoccuper des circonstances multiples qui influent d'une manière si marquée sur la rapidité des digestions dans l'estomac.

Ce n'est pas à dire évidemment que les digestions artificielles soient à l'abri de tout reproche. Loin de là. Elles ne rappellent bien certainement que très imparfaitement les digestions naturelles; mais, quand les résultats qu'elles fournissent confirment ceux qu'ont signalés les expérimentateurs qui ont étudié la digestion chez l'homme lui-même, elles possèdent une grande valeur et offrent une utilité incontestable.

C'est là du reste l'opinion que Blondlot a émise il y a déjà longtemps. « Pour éclairer cette question (la digestibilité des aliments), dit-il, j'ai eu principalement recours aux digestions artificielles, ce genre d'expériences étant le plus convenable pour de semblables recherches, attendu qu'il permet d'agir simultanément sur plusieurs espèces de viandes avec le même suc et dans les mêmes conditions[1]. »

[1] Blondlot. — *Traité analytique de la digestion*, 1843, p. 407.

Il ne faudrait cependant pas se baser sur le temps nécessaire aux digestions artificielles pour apprécier la durée réelle de la digestion stomacale de tel ou tel aliment.

« Tous les auteurs, dit M. Ch. Richet, dont nous ne saurions mieux faire que de rapporter textuellement les paroles, tous les auteurs ont remarqué que les digestions artificielles étaient toujours beaucoup plus lentes que les digestions naturelles. Il ne faut pas voir dans cette différence de rapidité une influence vitale mystérieuse. C'est la conséquence de conditions différentes.

« En premier lieu, les peptones, à mesure qu'elles se forment, restent dans les digestions artificielles et, d'après tous les auteurs, elles constituent un obstacle à la peptonisation des autres matières protéiques non transformées. Schiff et Brucke ont démontré ce fait. Au contraire, dans l'estomac, il est très probable que par l'exosmose stomacale ou par l'ouverture du pylore les peptones, à mesure qu'elles se forment, tendent à être éliminées de la cavité gastrique et sont entraînées dans la circulation générale.

« En second lieu, les mouvements en sens divers de l'estomac, mouvements qu'il est difficile de reproduire artificiellement, agitent la masse alimentaire et facilitent l'action du suc gastrique.

« Enfin la sécrétion gastrique déverse à chaque instant une quantité nouvelle de pepsine et d'acide avec une régularité et une abondance qu'on ne peut certainement pas imiter dans les digestions artificielles.

« Si nous ajoutons à ces causes très efficaces de peptonisation rapide l'action de l'oxygène et la constance absolue de la température, nous aurons l'explication très satisfaisante de ce fait qu'on ne peut obtenir de peptones par les digestions artificielles aussi promptement qu'il s'en forme dans l'estomac[1]. »

Mais en réalité peu nous importe dans l'espèce le temps exactement nécessaire à la digestion du lait cru ou du lait cuit. Le seul point intéressant pour nous est de savoir lequel de ces deux laits est le plus complètement et le plus rapidement digéré. Cette réserve faite, il est évident que les digestions artificielles peuvent rendre de très grands services dans le cas qui nous occupe.

Pour pratiquer ces digestions artificielles, il suffit de maintenir en contact avec du suc gastrique à une température de 38° environ la substance dont on recherche la digestibilité.

Dans les cas qui se rapprochent le plus de ce qui a lieu naturellement et qui sont par conséquent les plus favorables à cette étude, on a recours au suc gastrique extrait par une fistule de l'estomac de l'homme lui-même. C'est de ce suc gastrique que Beaumont et

[1] Ch. Richet. — *Suc gastrique*, p. 137.

M. Ch. Richet ont fait usage pour leurs recherches.

Or il est à remarquer que Beaumont, qui a opéré (nous le répétons à dessein) dans des conditions aussi parfaites que possible, a obtenu des résultats pleinement confirmatifs de ceux que lui avaient fournis les digestions naturelles; c'est-à-dire qu'il a très nettement constaté que la digestion du lait bouilli était plus rapide que celle du lait cru. Tandis, en effet, que ce dernier lait exigeait quatre heures quarante-cinq minutes pour être digéré, le lait bouilli ne demandait que quatre heures quinze pour subir la même élaboration.

Les quelques expérimentateurs qui, après Beaumont, se sont occupés spécialement de cette question de la digestibilité relative du lait cuit ou non sont tous arrivés à des conclusions analogues et ont affirmé la supériorité du lait bouilli sous ce rapport.

La rareté des fistules stomacales chez l'homme a souvent engagé à faire usage pour les digestions artificielles de suc gastrique obtenu à l'aide de fistules pratiquées expérimentalement sur des animaux. Mais les auteurs qui ont eu recours à ce suc gastrique pour étudier la digestibilité des aliments n'ont pas fait porter leurs recherches sur les différences qui peuvent exister à ce point de vue entre le lait bouilli et le lait cru. Nous ne pouvons pas, par conséquent, invoquer ici leur témoignage.

D'ailleurs, outre que les conditions matérielles

avec lesquelles il faut évidemment compter ne permettent pas toujours de se procurer et de garder des animaux pourvus de fistules stomacales, le suc gastrique des animaux est loin d'avoir pour nous la même valeur que celui de l'homme.

Comme l'ont démontré Simon [1], et Joly et Filhol [2], un lait quelconque n'est bien digéré que par un animal de la même espèce que celui qui l'a fourni. Aussi les résultats que pourraient donner des digestions artificielles pratiquées avec le suc gastrique du chien qui est le plus usité, ou avec celui de la vache ou mieux de veau qu'on devrait logiquement employer dans ce cas, seraient-ils sujets à contestation.

Pour que l'on en pût tirer des conclusions rigoureuses et indiscutables, c'est certainement avec du suc gastrique d'enfant que ces digestions devraient être faites.

Au point de vue expérimental, nous sommes donc obligés de nous en tenir aux recherches de Beaumont et de Reichmann; mais, comme nous le disions précédemment, ces expériences sont absolument concordantes pour faire attribuer au lait bouilli une digestibilité plus grande que celle du lait cru.

Les inconvénients que présente pour les digestions

[1] Simon. — Die Frauenmilch nach ihren chem. in physiol. Verhalten dargelstatt, pp. 16 et suiv., Berlin, 1838.

[2] Joly et Filhol. — Rech. sur le lait. Mém. des sav. étrangers publiés par l'*Acad. de méd. de Belgique*, 1855.

artificielles le suc gastrique des animaux se retrouvent au moins aussi marqués dans le *suc gastrique artificiel.*

On sait, en effet, qu'il est possible de fabriquer de toutes pièces un suc gastrique en ajoutant une certaine quantité de pepsine à de l'eau acidulée. Mais comme la pepsine dont on se sert alors est elle-même tirée de l'estomac des animaux (ordinairement du porc), il est bien évident que le suc gastrique ainsi préparé jouit des mêmes propriétés que celui de l'animal qui a fourni la pepsine, et offre en conséquence pour la digestion du lait de vache des différences notables avec le suc gastrique de l'homme et surtout avec celui de l'enfant.

Cependant, malgré ces imperfections réelles, il nous a paru intéressant de pratiquer un certain nombre de digestions avec du suc gastrique artificiel, et de rechercher si les résultats que nous obtiendrions de la sorte seraient en accord avec ceux qu'ont annoncés les auteurs qui ont employé dans leurs expériences le suc gastrique extrait directement de l'estomac de l'homme.

Ici se présentaient plusieurs questions. Quelle devait être la composition de notre suc gastrique? De quel acide devions-nous faire usage? Quelles devaient être les proportions d'acide et de pepsine?

Tous les auteurs s'accordent à donner la préférence à l'acide chlorhydrique; mais, par contre, la proportion de cet acide nécessaire est diversement appréciée.

D'après la plupart des physiologistes, le suc gastrique naturel renferme environ 2 p. 1000 d'acide; c'est donc cette proportion qu'il semble que l'on doive employer. Cependant les recherches récentes de Georges indiqueraient que cette dilution de l'acide est beaucoup trop considérable et, suivant cet auteur, c'est d'une solution à 4 p. 1000 que l'on devrait faire usage [1].

A première vue, cette proportion d'acide beaucoup plus élevée que celle qui est généralement adoptée paraît excessive. Elle est néanmoins en rapport avec cette particularité que Schiff a signalée, à savoir que si au début de la digestion une solution au millième est très active, à mesure qu'il y a dans le liquide une plus grande quantité de peptones déjà formées, il faut ajouter une nouvelle quantité d'acide. « Tout se passe alors comme si la présence des matières albuminoïdes liquéfiées exerçait une influence nuisible sur les progrès de la digestion et que cette influence fût compensée par l'addition d'un excès d'acide [2]. »

On admet généralement qu'il suffit de proportions extrêmement minimes de pepsine pour digérer des quantités considérables de substances albuminoïdes

[1] Georges. — *Arch. de méd. expérimentale*, janvier 1890, et *Revue méd. de l'Est*, 1890.

[2] Ch. Richet. — *Suc gastrique*, p. 132.

et les expériences de Bourget auxquelles nous avons fait allusion précédemment confirmeraient cette manière de voir. Il serait même indispensable que cette pepsine fût en solution assez étendue, une trop grande concentration de la solution ayant pour effet d'empêcher ou tout au moins de ralentir la digestion.

Sous ce rapport également, l'opinion de Georges diffère de celle des auteurs. D'après lui, la proportion de pepsine nécessaire pour constituer un bon suc digestif serait de 0,02 centigrammes de pepsine pour 5 centimètres cubes d'acide chlorhydrique à 4 p. 1000; en outre, il faudrait pour obtenir une digestion artificielle excellente que ce suc gastrique fût employé en quantité assez considérable [1].

Les proportions de pepsine dont nous avons fait usage dans nos expériences n'ont jamais été si élevées. La composition du suc gastrique qui nous a semblé donner les meilleurs résultats était de 10 centigrammes de pepsine pour 50 centimètres cubes d'eau acidulée à 4 p. 1000; mais il était également

[1] Cette grande quantité de pepsine nécessitée, d'après Georges, par les digestions artificielles semblerait infirmer ce que nous disions plus haut de la quantité suffisante de pepsine dans le suc gastrique des jeunes enfants. Mais (nous ne saurions trop le répéter) les digestions artificielles diffèrent notablement des digestions naturelles et il n'est pas permis de conclure rigoureusement de ce qui a lieu pour les unes à ce qui se passe pour les autres. Il ne faut pas demander aux digestions artificielles plus qu'elles ne peuvent donner; c'est uniquement sur la digestibilité *relative* des aliments qu'elles fournissent des renseignements véritablement utiles.

possible d'opérer des digestions artificielles avec une quantité bien moins grande de pepsine. Quant à la proportion d'acide chlorhydrique, nous avons constaté que celle de 2 p. 1000, généralement indiquée, était insuffisante.

Dans toutes nos expériences renouvelées à plusieurs reprises et sur des échantillons de lait de provenances diverses, le temps exigé pour la digestion de 5 centimètres cubes de lait a varié entre quatre heures et demie et six heures. Mais le point capital, celui qui nous intéresse directement, c'est que jamais nous n'avons noté de différence appréciable dans le temps nécessité pour la digestion du lait bouilli ou pour celle du lait cru.

Comme on le voit, les résultats que nous ont donnés les digestions pratiquées avec du suc gastrique artificiel ne sont pas absolument identiques à ceux que les auteurs ont signalés. Mais en réalité cette contradiction apparente ne peut être attribuée qu'aux qualités spéciales de la pepsine chez les diverses espèces animales, qualités bien différentes, ainsi que nous le disions tantôt, de celles de la pepsine de l'homme et surtout de l'enfant.

En tout cas, il reste bien démontré que, même dans les conditions véritablement défectueuses dans lesquelles nous avons opéré, la digestibilité du lait bouilli s'est montrée au moins égale à celle du lait cru.

L'opinion que le lait est d'une digestion plus difficile lorsqu'il a été soumis à l'ébullition doit donc être définitivement abandonnée, et l'objection la plus grave que l'on a élevée contre l'usage du lait bouilli dans l'allaitement artificiel, celle que l'on a voulu tirer d'une digestibilité moindre de ce liquide, ne supporte pas un examen attentif et impartial.

CHAPITRE III

PUISSANCE NUTRITIVE DU LAIT CRU ET DU LAIT BOUILLI

S'il était important pour nous de bien établir que l'ébullition ne diminue pas la digestibilité du lait, il n'est pas moins utile de rechercher si le lait bouilli est aussi nourrissant que le lait cru.

En effet, un des reproches les plus sérieux que l'on ait adressés à l'ébullition, c'est d'affaiblir la puissance nutritive du lait.

A première vue, cette accusation portée contre le lait bouilli paraît extrêmement grave. C'est le lait seul qui fournit à l'enfant les matériaux nécessaires à l'entretien et au développement de son organisme et il n'est pas indifférent d'abaisser la proportion des principes nutritifs qu'il renferme.

A la rigueur, il est vrai, on pourrait compenser le peu de richesse du lait en augmentant l'abondance des repas ; mais cette distension fréquemment répétée de l'estomac par des quantités exagérées de liquide ne serait pas sans inconvénients et sans dangers.

Que devons-nous donc penser de la valeur nutritive du lait bouilli ?

Tout d'abord il est un point qu'il est indispensable de bien préciser. Nous n'avons en vue ici que ce qui a trait à l'allaitement artificiel ; nous n'avons donc pas à nous préoccuper de savoir si le lait bouilli est *moins* nourrissant que le lait cru, mais simplement s'il renferme *assez* de substances nutritives pour subvenir aux besoins de l'enfant.

Or le lait de vache est beaucoup plus chargé en principes alimentaires, et particulièrement en matières grasses, que le lait de femme. Cette grande richesse est même dans la pratique de l'allaitement un désavantage et l'on sait que, de l'avis de l'immense majorité des auteurs, il est indispensable d'obvier par l'addition d'une certaine proportion d'eau à cette concentration trop grande du lait de vache. Peu nous importe donc que le lait bouilli soit moins nourrissant que le lait cru ; ce qui nous intéresse, c'est uniquement de savoir si le lait de vache bouilli est *aussi nourrissant que le lait de femme*, et si, par conséquent, il peut suffire à l'alimentation de l'enfant.

L'ébullition, a-t-on dit, agit de deux façons pour diminuer la valeur nutritive du lait : d'abord elle sépare de ce liquide certains principes, puis elle rend moins facile l'assimilation des substances qu'il renferme encore après qu'il a été bouilli.

Voyons quelle est, au point de vue de l'allaitement

artificiel, la valeur de chacune de ces deux propositions.

« L'ébullition du lait, dit M. Luton, dénature complètement sa constitution. Après qu'il a subi quelques instants d'ébullition et qu'on le laisse refroidir, sa surface se couvre d'une pellicule plus ou moins épaisse et qui se renouvelle incessamment à mesure qu'on l'enlève. En même temps il se dépose au fond du vase une matière solide semblable à de l'albumine coagulée. 300 litres de lait fournissent 1,200 grammes de ce dépôt à l'état humide et 500 grammes desséché à 110°. Cette matière renferme la moitié de son poids de beurre, un quart de matières albuminoïdes; le reste se compose de sucre de lait et de sels..... Quant à la pellicule qui couvre la surface du liquide, on dit simplement qu'elle est fortement azotée : or elle est presque toujours rejetée dans l'alimentation au biberon[1]. »

Ainsi du fait de l'ébullition le lait perdrait donc, par litre, 2 grammes de matières grasses et 1 gramme de matières albuminoïdes.

Ces pertes sont-elles suffisantes pour faire admettre que le lait ainsi modifié est trop peu nourrissant? Nous ne le pensons pas.

Comparons sous ce rapport la composition du lait de femme et celle du lait de vache. Le lait de femme

[1] Luton. — *Loc. cit.*, p. 61.

contient 26,66 [1] à 35,70 [2] de matières grasses, tandis que le lait de vache en renferme 63,35 à 64,70. C'est assez dire qu'une perte de 2 grammes peut être considérée comme absolument insignifiante, puisque le lait de vache reste encore considérablement plus riche en graisse que le lait de femme.

La perte de matières albuminoïdes paraît plus sensible. En effet, la proportion de caséine étant à peu près la même dans le lait de femme (35,10) et dans le lait de vache (35,70, Gorup-Besanez), une diminution de 1 gramme de cette substance serait à considérer. Mais les matières albuminoïdes contenues dans le dépôt du lait bouilli ne sont pas composées exclusivement de caséine ; aussi la perte est-elle en réalité moins forte qu'elle le semble à première vue.

Quant à la pellicule qui surnage à la surface du lait bouilli, nous avons vu qu'elle était constituée par de l'albumine et nous nous sommes suffisamment expliqué à son sujet pour n'avoir pas besoin d'y revenir.

Ainsi, de l'examen même des chiffres, il est permis de conclure que l'ébullition ne fait éprouver au lait que des pertes négligeables au point de vue de la pratique de l'allaitement artificiel.

[1] Vernois et Becquerel.— *An. d'hygiène*, 1re série, t. XLIX et L, 1855.

[2] Gorup-Besanez.— *Chim. physiol.* Trad. de Schlagdenhauffen, t. I, p. 598 et suiv.

On a prétendu également que les principes nutritifs du lait bouilli sont moins facilement assimilables que ceux du lait cru.

Vassilief a fait à cet égard une série d'expériences sur des jeunes gens de dix-huit à vingt-trois ans. Chaque expérience durait six jours; pendant les trois premiers il faisait prendre du lait cru, les trois autres jours au contraire du lait bouilli, et de ses recherches il a tiré les conclusions suivantes :

« 1° L'assimilation des substances azotées du lait est plus considérable si le lait n'est pas bouilli. La moyenne des quantités non assimilées des substances azotées est de 6,42 à 7,62 p. 100 pour le lait cru et de 7,76 à 8,79 p. 100 pour le lait bouilli.

« 2° Il en est de même pour la graisse. Pour le lait non bouilli, la proportion des acides gras non assimilés est de 2,88 à 4,85 p. 100; pour le lait bouilli, au contraire, de 4,53 à 6,99.

« 3° Par conséquent, la valeur nutritive du lait bouilli est inférieure à celle du lait cru[1]. »

Ces expériences de Vassilief n'ont pas à notre avis dans l'allaitement artificiel toute la valeur qu'elles ont dans l'alimentation de l'adulte.

D'abord il est à remarquer que, dans les matières azotées du lait bouilli, se trouve de l'albumine cuite et nous savons que, même chez l'adulte, celle-ci est

[1] Vassilief. — Th. de Saint-Pétersbourg, 1889.

bien moins digestible que l'albumine crue : il n'est donc pas surprenant que la quantité des substances protéiques non utilisées dans l'intestin soit plus considérable pour le lait bouilli que pour le lait cru. Chez l'enfant, comme nous l'avons dit, l'albumine du lait bouilli est rejetée de l'alimentation et l'avantage au point de vue de la digestibilité reste à celui-ci. Aussi croyons-nous que la proportion des substances albuminoïdes non assimilées doit être chez l'enfant toute différente de ce qu'elle est chez l'adulte. Les recherches de Vassilief auraient donc besoin d'être reprises au point de vue spécial qui nous occupe.

Quant aux matières grasses, nous admettrions au contraire assez volontiers que la perte est aussi sensible que chez l'adulte, car nous savons combien l'élaboration digestive des graisses est difficile chez l'enfant. Mais ce que nous avons dit de la grande quantité de ces substances contenue dans le lait de vache nous indique que la proportion de graisses assimilées doit toujours être suffisante dans les cas où le tube digestif fonctionne normalement.

Il est en outre une particularité qui nous empêche d'admettre pour l'enfant les résultats obtenus chez l'adulte, c'est que le premier offre une aptitude toute spéciale à l'absorption du lait, aptitude tellement marquée que, d'après Forster, « les principes solides secs du lait sont utilisés dans l'intestin de l'enfant dans une proportion double de celle qui est utilisée chez l'adulte[1] ».

En résumé, si l'ébullition fait perdre au lait une certaine proportion de ses principes, il est néanmoins bien prouvé que la valeur nutritive de ce liquide reste assez élevée pour que le lait bouilli puisse être usité dans l'alimentation artificielle des jeunes enfants au même titre que le lait cru.

D'ailleurs mieux que toute considération théorique l'observation clinique tranche, suivant nous, cette question de la puissance nutritive du lait bouilli. Il est, en effet, hors de doute que l'accroissement des nourrissons alimentés de lait bouilli n'est aucunement inférieur à celui des enfants nourris de lait cru, et il est facile, par des pesées méthodiques, de vérifier l'exactitude de cette proposition. C'est là une constatation que, pour notre part, nous avons faite nombre de fois et que pourront faire également tous ceux qui voudront bien suivre attentivement le développement des enfants allaités artificiellement avec tous les soins que comporte ce mode d'alimentation.

Ainsi, l'ébullition du lait n'a donc point les inconvénients qu'on lui a attribués : elle offre en revanche, comme nous allons le voir, de grands avantages dans l'allaitement artificiel.

[1] Forster. — In *Revue des sc. méd.*, t. XIV.

CHAPITRE IV

CONSERVATION DU LAIT CRU ET DU LAIT BOUILLI

Lorsqu'on abandonne le lait à l'air libre, le sucre qu'il contient subit, principalement dans les temps chauds et orageux, la fermentation lactique. Le lait devient alors franchement acide et lorsque cette acidité a atteint un degré suffisant (7 à 8 p. 1000 du poids du lait, d'après Marchand), la caséine, qui ne se maintient normalement en dissolution qu'à la condition que la réaction du lait soit alcaline ou très peu acide, devient insoluble et se précipite ; en d'autres termes, le lait *tourne*, surtout si l'on vient à élever un peu sa température.

On conçoit aisément les inconvénients que cette fermentation présente dans la pratique de l'allaitement artificiel : on ne peut évidemment donner à l'enfant un lait ainsi altéré, et, d'un autre côté, il est loin d'être toujours possible de renouveler la provision de lait assez fréquemment pour que cette fermentation n'ait pas le temps de se produire.

Or, il y a longtemps que l'on a remarqué que le

lait bouilli se conserve plus facilement sans altération que le lait cru, et nous avons vu précédemment que certains des auteurs mêmes qui considèrent le lait bouilli comme étant d'une digestion plus difficile, conseillent néanmoins de recourir à l'ébullition lorsqu'on craint la fermentation de ce liquide.

Nous connaissons aujourd'hui la raison de cette action de l'ébullition.

Pasteur, en effet, a démontré [1] que la fermentation lactique se produit sous l'influence d'un végétal microscopique qui paraît apporté par l'atmosphère et qu'il a désigné sous le nom de *ferment lactique*. Ce végétal ne résiste pas à une température de 100° : il n'est donc pas surprenant que l'ébullition s'oppose, par ce fait même à la fermentation du lait.

Cette fermentation cependant finit par se produire au bout d'un certain temps, soit que la vitalité du ferment lactique n'ait pas été complètement détruite, soit plutôt que de nouveaux germes aient contaminé le lait; mais en tout cas (et c'est là le point essentiel) l'ébullition permet de conserver le lait sans altération pendant un temps suffisant pour les besoins de l'allaitement.

D'après M. Ch. Richet, cette action de l'ébullition sur la fermentation ne serait pas due uniquement à la destruction du ferment lactique; la coagulation de

[1] Pasteur. — Mém. sur la fermentation appelée lactique. *An. de chim. et de phys.*, 3e série. t. LII. p. 404, 1858.

l'albumine dans le lait bouilli jouerait également sous ce rapport un certain rôle.

« On sait depuis longtemps, dit cet auteur, que le lait qui a bouilli tourne moins facilement que le lait ordinaire non bouilli. Cela peut tenir d'abord à ce que par l'ébullition les germes existant dans le lait ont été détruits; mais outre cette cause très vraisemblable d'affaiblissement d'activité de la fermentation, il y a encore une autre cause, car en ensemençant le lait bouilli avec quelques gouttes de lait aigre, on a une fermentation moins rapide que celle du lait normal.

« J'ai pensé que cette diminution de l'aptitude à fermenter tenait à la coagulation de l'albumine, et l'expérience a confirmé cette hypothèse[1]. »

Quoi qu'il en soit de cette assertion de M. Ch. Richet, et quelque rôle qu'il faille attribuer à cette coagulation de l'albumine, il n'en reste pas moins acquis cependant que la présence du ferment lactique est la cause essentielle de la fermentation du lait. C'est donc en réalité à la destruction de ce ferment par l'ébullition qu'est due pour la plus grande part la conservation plus facile du lait bouilli, qualité éminemment précieuse et bien propre à influer sur les effets du lait dans la pratique de l'allaitement artificiel.

[1] Ch. Richet. — *Prog. méd.*, 1881, p. 298.

DEUXIÈME PARTIE

EFFETS DE L'USAGE DU LAIT CRU OU DU LAIT BOUILLI DANS L'ALLAITEMENT ARTIFICIEL

CHAPITRE PREMIER

EFFETS GÉNÉRAUX

Les diverses considérations dans lesquelles nous sommes entrés au sujet de l'influence de l'ébullition sur la digestibilité et la puissance nutritive du lait nous autorisent à admettre que la valeur du lait bouilli dans l'allaitement artificiel est supérieure à celle du lait cru. L'étude des effets de l'un et de l'autre de ces deux laits, de leur action sur la santé des nourrissons confirme pleinement cette opinion et ne laisse aucun doute sur la préférence à accorder au lait bouilli dans l'alimentation des jeunes enfants.

De ces effets les uns sont pour ainsi dire *immédiats*, nécessaires : ils sont le résultat *direct* de la digestibilité et de la nutritivité du lait et se traduisent par la façon dont s'opèrent les fonctions digestives et par l'accroissement plus ou moins marqué de l'enfant. Les autres, au contraire, sont purement *accidentels ;*

ils sont sous la dépendance de circonstances spéciales qui communiquent au lait des propriétés nocives qu'il n'a pas par lui-même dans les conditions normales.

Il serait évidemment très intéressant de comparer la mortalité des nourrissons selon que l'allaitement est pratiqué avec le lait cru ou avec le lait cuit et de rechercher la fréquence dans ces deux cas des affections gastro-intestinales si communes chez les jeunes enfants.

Malheureusement les données pour cette étude font absolument défaut.

Les diverses statistiques que l'on a établies de la mortalité et de la morbidité des enfants alimentés artificiellement ne précisent pas si le lait dont on faisait usage était bouilli ou non. Il y a là une lacune certainement regrettable, mais qu'il nous est impossible de combler entièrement. Du reste, nous avons vu que dans bien des cas on emploie tout à la fois du lait cru et du lait cuit, et de telles conditions sont bien propres à fausser les résultats obtenus et à modifier l'appréciation que l'on portera de la valeur et des effets de tel ou tel lait.

Comme nous l'avons dit précédemment, nous avons toujours prescrit de ne donner aux jeunes enfants que du lait bouilli, et nous avons remarqué que les affections gastro-intestinales ne se montraient alors que d'une façon exceptionnelle quand la pratique de l'allaitement ne laissait rien à désirer d'ailleurs. Nous ne possédons pas, il est vrai, de chiffres exacts sur ce sujet, mais la rareté *relative* des accidents digestifs avec le lait bouilli dans l'alimentation artificielle bien conduite est pour nous un fait dont la réalité ne saurait faire l'objet d'aucun doute.

Il est d'ailleurs une particularité qui s'accorde parfaitement avec notre manière de voir.

La mortalité générale des enfants élevés artificiellement a diminué depuis quelques années dans des proportions considérables. Evidemment, ces heureux résultats doivent être attribués presque exclusivement aux soins mieux entendus que la loi Roussel [1] exige des nourrices; mais il est cependant à noter que c'est également depuis peu de temps que la supériorité du lait bouilli paraît démontrée à la plupart des médecins, et que ceux-ci engagent de plus en plus les nourrices qu'ils ont mission de surveiller à recourir à l'ébullition du lait destiné à leurs nourrissons.

Il est donc permis d'admettre qu'il n'y a pas là

[1] Loi du 23 décembre 1874. — Aux termes de cette loi, « tout enfant âgé de moins de deux ans, qui est placé moyennant salaire, en nourrice, en sevrage ou en garde hors du domicile de ses parents, devient, par le fait même, l'objet d'une surveillance de l'autorité publique ayant pour but de protéger sa santé et sa vie ».

La mortalité qui atteignait autrefois le chiffre de 90 p. 100, s'est abaissée à une moyenne de 10 p. 100 dans les départements où la loi Roussel est sérieusement appliquée. (Lunier, *Bull. Acad. de méd.*, 3 fév. 1885.)

Dans le département de l'Eure, en 1887, elle n'était pour les enfants élevés au biberon que de 6,20 p. 100. (Savouré-Bonville, Rapport au préfet de l'Eure, Evreux, 1888.)

une simple coïncidence et que l'emploi du lait bouilli ne reste pas totalement étranger aux succès plus nombreux que fournit actuellement l'allaitement artificiel.

L'action de l'ébullition sur les microbes rend cette opinion absolument indiscutable.

En effet, outre le ferment lactique, le lait renferme toujours, au moment où l'on en fait usage, un grand nombre d'organismes inférieurs, de microbes.

Ceux-ci n'existent pas normalement dans le lait alors qu'il est encore contenu dans la mamelle; mais soit qu'ils proviennent de la souillure des vases dans lesquels le lait est reçu, des mains du laitier ou du pis même de l'animal, soit qu'ils aient été apportés par l'atmosphère, soit enfin qu'ils reconnaissent plusieurs de ces origines, toujours est-il qu'immédiatement après la traite leur nombre est déjà considérable.

Ces micro-organismes pullulent avec une rapidité effrayante, si bien que deux heures seulement après que le lait a été tiré Miquel a pu constater 9.000 bactéries par centimètre cube de ce liquide, et cette progression continue les heures suivantes dans les mêmes proportions, de sorte que le nombre des microbes contenus dans la même quantité de lait peut atteindre plusieurs millions au bout de vingt-quatre heures [1].

On conçoit aisément que l'ingestion d'une telle quantité de microbes doit avoir une influence fâcheuse

[1] Miquel. — *An. de micrographie*, 1890.

sur la santé des jeunes enfants, et bien que ces micro-organismes ne soient pas tous doués de propriétés nocives particulières, il est néanmoins très admissible que par leur présence dans l'intestin ou plutôt par les produits qu'ils sécrètent, ils prennent une part considérable à l'étiologie des troubles digestifs si fréquents dans l'allaitement artificiel. Cette opinion est d'ailleurs acceptée aujourd'hui par l'immense majorité des auteurs.

Or, ces inconvénients de l'envahissement du lait par les microbes sont considérablement atténués par l'ébullition.

Il y a seulement quelques années, on pensait que tous les êtres vivants succombent à une température de 100°. « La cuisson des aliments, disait M. Lévy, outre l'avantage qu'elle a de les préparer à l'action des dissolvants dans le tube digestif, possède encore celui de rendre salubres des substances alimentaires fermentées et des viandes imprégnées de matières virulentes ou recélant des germes d'organismes parasites.

« Aucun être organisé ne peut supporter impunément une température de 100° en présence de l'eau. Toute fermentation est détruite dans les mêmes conditions; tout virus perd à jamais ses propriétés spécifiques et se transforme en un corps inerte [1]. »

[1] Michel Lévy. — *Loc. cit.*, t. Ier, p. 711.

Cette assertion était manifestement exagérée. Les recherches modernes, et tout particulièrement celles de M. Straus [1], ont prouvé que cette limite de 100° assignée à la vitalité des micro-organismes était réellement arbitraire. Beaucoup d'entre eux supportent sans inconvénients sérieux une température notablement plus élevée; pour quelques-uns, la vitalité ne semble que momentanément suspendue par l'ébullition et lorsque la température s'abaisse de nouveau, la vie, ainsi que Hueppe l'a démontré, reprend toute son énergie primitive.

Mais si les microbes ne sont pas *tous* détruits par une température de 100°, il n'en est pas moins vrai que la plupart d'entre eux ne résistent pas à l'ébullition simple, telle que celle à laquelle on a recours dans la pratique courante.

Le lait bouilli présente donc, à ce point de vue encore, une supériorité incontestable sur le lait cru, supériorité qui plaide fortement en faveur de l'usage du premier dans l'allaitement artificiel.

[1] Straus. — Stérilisation et désinfection par la chaleur. *Arch. de méd. expérimentale et d'anat. path.*, mars 1890.

CHAPITRE II

TRANSMISSION DES MALADIES PAR LE LAIT

Si, comme nous le disions tout à l'heure, les microbes que renferme le lait sont ordinairement dénués de toute spécificité morbide, il n'en est pas toujours ainsi et il arrive trop souvent que le lait sert d'agent de transmission à certaines maladies.

Les travaux des divers microbiologistes et tout particulièrement ceux de Heine, de Löffler, de Raskino, de Kitasato et de Hesse, ont, en effet, démontré que le lait est un milieu de culture éminemment favorable pour un grand nombre d'agents pathogènes[1] et ont donné ainsi la raison de ses propriétés nocives.

Des germes morbides contenus alors dans le lait, les uns ne se trouvent dans ce liquide que d'une façon purement accidentelle; la vache qui fournit le lait est absolument indemne de l'affection à la propagation de laquelle elle concourt ainsi indirectement.

[1] Roth. — Propagation de la fièvre typhoïde par le lait. *Deutsche vieterjahrssch. f. offent. gesundheitspleg*, XXII, 2, 1890.

Dans d'autres cas plus fréquents au contraire, la vache elle-même est malade et c'est au même titre que les autres tissus et les autres humeurs de son économie que le lait renferme alors l'agent de contagion d'une maladie susceptible de se communiquer directement de l'animal à l'espèce humaine.

1° *Diarrhée verte.* — Parmi les affections des jeunes enfants, il en est une sur laquelle il semblerait que l'ébullition du lait dût avoir une influence des plus marquées : nous voulons parler de la *diarrhée verte*, qui, ainsi que l'ont démontré les recherches de M. Hayem [1] et de Lepage [2], reconnaît assez ordinairement une origine microbienne.

Cependant il n'en est rien, et cette diarrhée s'observe aussi bien, toutes choses égales d'ailleurs, chez les enfants qui font usage de lait bouilli que chez ceux qui sont alimentés de lait cru.

Ce fait du reste n'est pas aussi étrange qu'il le paraît.

S'il est vrai que le lait peut dans certains cas servir de véhicule au microbe de la diarrhée verte, ce liquide est loin d'être le seul moyen de propagation de cette affection. Il n'est donc pas surprenant que l'ébullition du lait ne joue qu'un rôle extrêmement restreint dans la prophylaxie de cette maladie.

[1] Hayem. — *Bull. thérap.*, 1887.

[2] Lepage. — *Bull. méd.*, 1887.

D'ailleurs, en admettant même que le lait soit un des agents de transmission du germe contagieux, il est bien évident que les microbes de la diarrhée verte si communs et si répandus, surtout dans les maternités et dans les crèches, peuvent le contaminer après qu'il a été bouilli. Pour que le lait fût absolument inoffensif, il faudrait donc qu'il fût bouilli immédiatement avant chaque tétée et cette ébullition ne pourrait certainement pas être répétée si fréquemment sans de grands inconvénients.

Mais si l'ébullition du lait n'a pas d'influence notable sur la diarrhée verte, il en est tout différemment pour bon nombre d'affections contagieuses.

2° *Fièvre typhoïde.* — Quoique la fièvre typhoïde ne s'observe que d'une façon tout à fait exceptionnelle dans les premiers mois de l'existence, il est cependant quelques cas où le jeune âge n'a pas été un obstacle absolu au développement de cette maladie. Tel est, par exemple, le fait rapporté par M. Hérard d'un enfant de sept mois qui, allaité par une mère typhique, contracta cette affection et mourut en six jours.

Pour extrêmement rares qu'ils sont, ces exemples de contagion chez les jeunes enfants n'existent pas moins; aussi n'est-il pas indifférent pour nous de constater que le lait peut servir à la propagation de la fièvre typhoïde.

A vrai dire, ce n'est pas le lait lui-même qui est

alors généralement en cause, mais l'eau dont il est bien souvent plus ou moins étendu; car, ainsi que E. Hart le fait justement remarquer, « dans les rapports officiels les termes : laver les vases à lait sont devenus un euphémisme commode pour désigner l'addition d'eau et éviter de soulever des questions désagréables [1] ». Dans certaines circonstances cependant le lait est exempt de toute addition d'eau et est néanmoins chargé du principe contagieux.

Quoi qu'il en soit, il est absolument démontré que le lait est fréquemment le véhicule du germe de la fièvre typhoïde. C'est ainsi que le Dr Tripe a relaté une épidémie qui reconnaissait évidemment pour origine l'usage d'un lait contaminé. Dans ce fait une fermière, après avoir donné les soins les plus intimes à son fils atteint de fièvre typhoïde, était allée mesurer et transvaser le lait destiné à deux institutions du voisinage, probablement sans avoir pris soin de laver ses mains sur lesquelles le lait pouvait ruisseler. Or, vingt et un jours après, la fièvre typhoïde éclatait d'une façon épidémique dans ces deux institutions, ainsi que dans la plupart des familles qui faisaient usage de ce lait [2].

Tout dernièrement encore Roth a rapporté un fait non moins démonstratif. « Un malade atteint de fièvre

[1] Hart. — De l'influence du lait sur la propagation des maladies contagieuses et zymotiques. *An. d'hyg.*, 1881.

[2] Vallin. — *Revue d'hyg.*, 1881, p. 459.

typhoïde séjourna dans une hutte dont le propriétaire fournissait du lait à quatre familles. Les conditions misérables dans lesquelles ce malade fut soigné, l'absence de précautions hygiéniques et notamment la manipulation et le séjour du lait dans la pièce unique où stagnaient avec, d'autres immondices, les déjections du malade furent les causes de la propagation de la maladie. Sur les quatre familles dont nous venons de parler, tout le monde, sauf deux enfants, fut atteint[1]. »

Bien que dans ces faits, dont il serait facile de multiplier les exemples, la présence dans le lait du bacille de la fièvre typhoïde n'ait pas été constatée directement[2], il nous semble néanmoins hors de doute que ce liquide doit être incriminé et les recherches récentes des microbiologistes que nous citions tout à l'heure confirment pleinement cette manière de voir.

Or, nous savons que le bacille typhique ne résiste pas à la température de l'ébullition. C'est assez dire que le lait bouilli n'est plus capable de propager la fièvre typhoïde.

[1] E. Roth. — *Loc. cit.*

[2] Il est d'ailleurs difficile dans ces cas de procéder à la recherche du microbe spécifique, car il n'existe probablement plus dans le lait quand les accidents font leur apparition. En outre, si les cas de contagion sont quelque peu espacés, il y a de grandes chances pour que l'attention ne soit attirée vers le lait que longtemps après que l'infection s'est produite.

3° *Diphthérie*. — Il en est évidemment de même pour la diphthérie, dont certaines épidémies ont reconnu pour cause l'usage d'un lait contaminé.

MM. Roux et Yersin ont en effet démontré dernièrement que le virus diphthérique à l'état humide ne supporte pas une température de 58° maintenue pendant quelques minutes, c'est-à-dire une température bien inférieure à celle de l'ébullition [1].

4° *Scarlatine*. — Une affection à la dissémination de laquelle le lait prend une large part, est la scarlatine.

Les nombreuses épidémies observées en Angleterre (South-Kensington et Saint-Andrews en 1870, Weybridge Addlestone en 1879, Marylebone en 1885, Wimbledon près de Londres en 1887) ne laissent aucun doute à cet égard et il y a quelques mois à peine un journal américain [2] rapportait un cas où vingt-quatre personnes ont été prises de scarlatine pour avoir bu du lait fourni par un laitier chez qui la maladie existait.

Cette transmission de la scarlatine s'explique d'ailleurs aisément.

On sait que la contagion de cette affection paraît se faire par la poussière impalpable qui se détache du corps du scarlatineux et, dans la majorité des épidé-

[1] Roux et Yersin. — *An. de l'Institut Pasteur*, 1890.

[2] *New-York med. Journ.*, 20 mai 1890.

mies dues à l'usage du lait, on a constaté, comme dans le cas que nous citions tout à l'heure, que les employés de la laiterie soignaient dçs personnes atteintes de scarlatine.

Cependant, d'après Klein, le lait agirait d'une façon bien plus directe dans la propagation de cette maladie.

En effet, dans une épidémie observée à Londres chez des personnes qui se fournissaient toutes à la même laiterie, l'enquête a établi que le lait n'était devenu malsain qu'après l'introduction dans la ferme de vaches qui présentaient des vésicules bulleuses et des ulcérations du pis, ainsi qu'une desquamation partielle de la queue. Par l'inoculation à d'autres vaches dans le tissu cellulaire sous-cutané du liquide des pustules mammaires, Klein a pu développer une maladie générale infectieuse analogue à la scarlatine humaine et se compliquant de néphrite albumineuse.

En outre, ce même auteur a constaté[1] que le pus sécrété par les ulcérations mammaires renfermait un micrococcus analogue au micrococcus scarlatineux. L'affection observée chez la vache serait donc, selon lui, de même nature que la scarlatine.

Ces conclusions ont cependant été vivement attaquées par Crookshank, professeur de bactériologie à King's Collège, qui considère les accidents relatés par Klein comme n'étant autres que le cow-pox.

[1] Communication à l'Institut royal de Londres, 1887.

Quoi qu'il en soit, il demeure bien avéré que la scarlatine se transmet fréquemment par l'intermédiaire du lait.

Or Klein a démontré qu'une température de 85° enlève au lait toute propriété nocive. A ce point de vue, l'ébullition est donc largement suffisante pour mettre à l'abri de tout danger de contagion de scarlatine par ce liquide.

5° *Charbon.* — Bien que nous ne connaissions pas d'exemple de charbon communiqué par l'ingestion de lait provenant d'un animal charbonneux, il semble cependant résulter des recherches de Chambrelent et Moussous [1] que ce mode de contagion n'est pas impossible.

6° *Fièvre aphtheuse.* — La transmission par le lait de la fièvre aphtheuse (vulgairement appelée *cocotte*) de la vache à l'espèce humaine, paraît mieux démontrée [2].

« Le lait des femelles atteintes de la cocotte, dit Delest, peut être dangereux lorsque l'éruption se montre sur les mamelles et surtout lorsqu'elle apparaît à l'extrémité du trayon. En pareil cas, il y a lieu de prévenir les populations des dangers du lait *cru*,

[1] Chambrelent et Moussous. — *Rev. san. de Bordeaux*, 25 déc. 1883, p. 14 et *Arch. de Tocologie*, fév. 1884.

[2] Weissemberg (de Berlin) a publié récemment un cas de fièvre aphtheuse chez un enfant de sept ans dû à l'usage du lait fourni par une vache atteinte de cocotte. (*Revue des sc. méd.*, 1890, et *Journ. de méd. et chirurg. prat.*, octobre 1890.

et de conseiller aux propriétaires de pratiquer la mulsion à l'aide de tubes trayeurs, si l'*on ne veut pas soumettre le lait à l'ébullition* avant de l'utiliser [1]. »

7° *Péripneumonie*. — Enfin, Dupré et Lécuyer [2] ont conclu, d'un certain nombre de faits, que la péripneumonie contagieuse de la vache peut se communiquer à l'enfant par le lait d'un animal malade. Aussi ces auteurs conseillent-ils de n'employer un tel lait qu'après l'avoir fait bouillir.

Dans toutes les maladies que nous venons de passer en revue, l'ébullition suffit amplement à faire perdre au lait toute virulence : on peut donc affirmer, sans hésitation, que le lait bouilli offre une innocuité que ne présente point le lait cru.

Mais ces cas de contagion sont en réalité extrêmement rares, pour ne pas dire exceptionnels, chez les jeunes enfants, et ils n'offrent véritablement qu'un intérêt assez restreint dans la pratique de l'allaitement artificiel.

Il est bien loin d'en être de même pour la tuberculose, dont les exemples de transmission par le lait de vache *cru* sont malheureusement trop communs, et que nous devons maintenant étudier avec quelques détails.

[1] Delest. — Possibilité de la transmission de la fièvre aphtheuse à l'homme par l'espèce bovine. Th. doct., Paris, 1881.

[2] Dupré et Lécuyer. — *An. d'hyg. publique*, 1885, p. 87. Lait de vaches péripneumoniques.

CHAPITRE III

TRANSMISSION DE LA TUBERCULOSE PAR LE LAIT

§ 1er. Dangers du lait des vaches tuberculeuses. — A. *Recherches expérimentales.* — En 1866, Villemin déclarait à l'Académie de médecine qu'il est possible de transmettre la tuberculose aux animaux par l'inoculation de produits tuberculeux [1].

« Si, dit le savant professeur, on fait à l'oreille du lapin, à l'aine ou à l'aisselle du chien, sur une étroite surface préalablement rasée, une plaie sous-cutanée si petite, si peu profonde, qu'elle ne donne pas la moindre gouttelette de sang et qu'on y insinue, de manière à ce qu'elle ne puisse s'en échapper, une parcelle grosse comme une tête d'épingle de matière tuberculeuse prise sur l'homme, sur une vache ou sur un lapin déjà rendu tuberculeux; si, d'autre part, avec une seringue de Pravaz, on instille sous la peau d'un animal quelques gouttes de crachats phtisiques

[1] Villemin. — Cause et nature de la tuberculose. *Bull. de l'Acad. de méd.*, 1866.

rendus plus liquides par leur mélange avec un peu d'eau, l'animal en expérience devient tuberculeux[1]. »

Cette découverte d'où date, d'après les propres paroles de Cohnheim, pour l'histoire de la tuberculose, « non seulement un incomparable progrès, mais encore une transformation complète de notre façon de concevoir cette maladie[2] », cette découverte devait fatalement en entraîner une autre : celle de la transmissibilité de la tuberculose par *ingestion* de produits tuberculeux.

En 1869, Villemin rendait tuberculeux des lapins et des cobayes auxquels il faisait avaler, soit des liquides dans lesquels il avait trituré des fragments de poumon d'homme tuberculeux, soit des crachats de phtisiques mélangés avec du son.

Un peu auparavant, d'ailleurs, Chauveau avait réussi par le même procédé à communiquer la tuberculose à trois génisses.

Mais parmi les produits dont l'ingestion pouvait à bon droit être soupçonnée de propager la tuberculose, il en est un dont l'usage journalier dans l'alimentation devait dès le début attirer l'attention des observateurs.

On sait que la phtisie est assez commune chez la vache, où elle est désignée sous le nom de *pomme-*

[1] Villemin. — *Etude sur la tuberculose*, 1868.

[2] Cohnheim. — *La tuberculose considérée au point de vue de la doctrine de l'infection*, 2e éd. Trad. de Murgrave-Claye, Paris, 1882.

lière. Or, cette affection qui se manifeste presque toujours par de l'amaigrissement et de la toux, offre généralement une marche lente, et il n'est pas rare de voir les vaches qui en sont atteintes rester assez bonnes laitières pendant six mois et quelquefois même davantage [1]. Il était donc naturel de se demander si le lait provenant de telles vaches peut jouer un rôle actif dans la transmission de la tuberculose.

Aussitôt après les premiers travaux de Villemin, Gerlach, alors professeur à l'Institut vétérinaire de Hanovre, entreprit une série d'expériences consistant soit à inoculer, soit à faire ingérer à des animaux certains produits tuberculeux, et plus spécialement du lait fourni par une vache atteinte de pommelière.

Ces recherches, commencées dès 1866, ne furent publiées qu'en 1869 [2]. « Elles portèrent sur deux veaux, deux porcs, un mouton et deux lapins. Ces animaux prirent pendant un temps variable (vingt-un à trente jours) une certaine quantité de ce lait *cru, non bouilli*. Chez tous, excepté chez l'un des veaux qui mourut accidentellement de fièvre aphtheuse,

[1] Hérard, Cornil et Hanot. — *Phtisie pulmonaire*, p. 268 et 269, 2e éd., 1888.

On trouvera dans cet ouvrage de précieux renseignements sur la contagion de la tuberculose.

[2] Gerlach. — *Virchow's Archiv*, t. XLI, 1878.

alors épidémique, chez tous, on trouva à l'autopsie des granulations tuberculeuses sous les plèvres et dans le parenchyme pulmonaire, des masses caséeuses dans le mésentère, dans les ganglions bronchiques, etc.[1]. »

Il semblait donc bien démontré que, dans ces cas, le lait avait été l'agent de contagion, d'autant mieux que, pour se mettre à l'abri d'une cause d'erreur trop fréquente dans les expérimentations de ce genre, Gerlach avait eu le soin de garder comme témoins des animaux de même espèce et souvent de même provenance nourris avec du lait non tuberculeux et que, chez aucun d'eux, il n'avait trouvé de tubercules.

En 1873, les expériences de Gerlach furent reprises par Klebs, professeur d'anatomie pathologique à Prague[2]. Cet auteur opéra sur des cochons d'Inde vigoureux et provenant d'une famille saine. A cinq de ces animaux il fit prendre à discrétion du lait fourni par une vache certainement phtisique. Deux de ces cobayes moururent le douzième et le vingtième jour de l'expérience, et présentèrent à l'autopsie des lésions manifestement tuberculeuses. Chez les trois autres qui furent tués le quarantième jour, on trouva des altérations que Klebs regarda également comme

Vallin. — *Annales d'hyg.*, 1878.

[2] Klebs. — *Archiv. fur exp. path.*, 1871.

tuberculeuses, mais dont la nature n'est pas suffisamment démontrée.

Outre ces faits expérimentaux, le même auteur a rapporté un cas où l'ingestion accidentelle de lait tuberculeux a été une cause de contagion des moins contestables. « Le chien de la directrice d'une maison de santé, au voisinage de Berne, était soigné avec un soin particulier et buvait chaque jour une grande quantité de lait dans la vacherie de l'établissement; ce lait provenait d'une vache qui fut plus tard abattue et trouvée tuberculeuse à un haut degré. Après avoir bu pendant assez longtemps de ce lait, le chien perdit l'appétit, devint malade et, à la sollicitation du fils de la maison, qui était un des auditeurs de Klebs, ce chien fut placé en observation à l'Institut vétérinaire de Berne, où il mourut. C'était un chien de la race du Saint-Bernard, de grande taille. A l'autopsie, épanchement pleural et péricardique, tubercules miliaires en quantité innombrable sous la plèvre et le péricarde, quelques noyaux caséeux de la rate et du foie, catarrhe intestinal aigu; à la fin de l'iléon, quelques ulcères dont les bords étaient semés de grains tuberculeux, noyaux gris et caséeux dans les ganglions mésentériques [1]. »

Peuch, professeur à l'École vétérinaire de Toulouse, a répété les expériences précédentes et est arrivé à

[1] Vallin. — *Ann. d'hyg.*, 1878.

des résultats identiques. Chez un jeune porc qui avait bu en quarante-trois jours, deux cent soixante-dix litres de lait provenant d'une vache tuberculeuse, il a constaté à l'autopsie des lésions tuberculeuses accusées surtout dans les ganglions lymphatiques abdominaux et dans le foie. Un lapin auquel il fit prendre en quatre-vingts jours quatorze litres de lait de vache phtisique succomba à la même affection au bout de quatre mois [1].

Ces différentes observations semblent donc établir d'une façon indiscutable que le lait de vaches atteintes de pommelière peut servir d'agent de transmission à la tuberculose; mais il est à cet égard une particularité qui mérite d'être signalée.

Dans toutes les expériences que nous avons rapportées on a remarqué que les lésions tuberculeuses prédominaient d'une façon très manifeste dans l'intestin et dans les ganglions lymphatiques abdominaux, à tel point que, si l'animal était sacrifié à une période peu éloignée du début, les poumons étaient presque sains.

« C'est dans l'abdomen, dit M. Vallin, que se concentre la tuberculose transmise par ingestion; c'est du côté du tube digestif que se produisent les premières manifestations morbides : catarrhe stomacal et intestinal, diarrhée, gonflement de quelques plaques

[1] Peuch. — *Comptes rendus Acad. des sc.*, 1880.

de Peyer, granulations jaunes tapissant la surface interne de l'intestin, transformation caséeuse des ganglions mésentériques, noyaux tuberculeux dans le foie, la rate et les reins [1]. »

Il y a évidemment dans cette localisation des lésions une indication des plus nettes de la voie qu'a suivie l'agent infectieux pour pénétrer dans l'économie et une preuve incontestable du rôle que l'ingestion du lait a joué dans le développement de ces tuberculoses expérimentales.

Avec la grande découverte de Koch cette question de la contagion de la tuberculose par le lait entra dans une phase nouvelle.

En 1882, Robert Koch annonçait à la Société de physiologie de Berlin qu'il était parvenu à isoler et à cultiver le microbe de la tuberculose [2]. La réalité de cette découverte une fois admise, les recherches devaient forcément être dirigées dans ce sens : pour que le lait de vache fût capable de communiquer la tuberculose, il fallait de toute nécessité qu'il contînt le bacille de Koch. Aussi est-ce à prouver la présence de ce parasite dans le lait que s'appliquèrent dès lors les observateurs.

Cette démonstration d'ailleurs ne tarda guère et, en 1883, Bollinger constatait dans le lait de nom-

[1] Vallin. — *An. d'hyg.*, 1878, p. 39.

[2] Koch. — Die Etiologie der Tuberkuloze. (*Berl. klin. Wochenschrift*, n° 15, 1882.

breux bacilles qu'y ont également retrouvés plus tard les divers microbiologistes [1].

Mais ici se posait une question de la plus haute importance pratique.

La mamelle de la vache est souvent atteinte de tuberculose. Cette mammite tuberculeuse est même assez fréquente pour que Bang, professeur à l'École vétérinaire de Copenhague, ait pu en observer lui-même sept cas et recevoir de divers médecins danois communication de vingt-sept faits de même nature. Or, dans ces conditions, le lait renferme des bacilles en quantité tellement considérable que Bang a pu montrer au dernier congrès de Copenhague des préparations de ce liquide dans lesquelles il y avait plus de deux cents bacilles dans un champ de microscope [2].

Un tel lait, cela va sans dire, est éminemment contagieux; mais il y a lieu de se demander si c'est uniquement dans les cas où la glande mammaire est atteinte que le lait contient des bacilles tuberculeux, ou bien, au contraire, si ce parasite existe dans le lait alors même que la mamelle est indemne de toute altération.

Pour Koch, le lait n'est virulent qu'à la condition

[1] Bollinger. — Tuberkelbacillen in Enter Tuberc. *Kuhe Baier, arztl Int. Bl.*, 1883, 16.

[2] Bang. — *Nordiskt med. Arch.*, t. XVI, et *Cong. med. int. de Copenhague*, août 1884.

que la mamelle soit tuberculeuse [1]. Bang au contraire pense que le lait contient souvent, sinon toujours, des bacilles, lors même qu'il n'existe pas de lésions des glandes mammaires [2], et des recherches récentes dont nous aurons à parler ultérieurement sont venues démontrer l'exactitude de cette dernière manière de voir.

Les expériences qui ont été instituées depuis la découverte du bacille de la tuberculose ont pleinement confirmé la réalité des dangers du lait provenant de vaches atteintes de pommelière.

C'est ainsi que Bollinger [3], par l'inoculation de lait tuberculeux, a vu se développer en onze jours une tuberculose miliaire généralisée et que Bang [4], par le même procédé, a obtenu des résultats analogues.

M. Hipp. Martin, en inoculant dans le péritoine de cobayes et de lapins du lait acheté au hasard aux laitières qui s'installent de grand matin à Paris sous les portes cochères, a eu trois succès sur neuf inoculations [5].

[1] Koch. — *Die Etiol. der Tuberk. Mittheilungen aus dem Kaiserlichen gesundheitsamte*, Berlin, 1884.

[2] Bang. — *Loc. cit.*

[3] Bollinger. — Tuberkelbacillen in Enter tuberc. *Kuhe Baier, arztl. int. Bl.*, 16, 1883.

[4] Bang. — *Loc. cit.*

[5] Hippolyte Martin. — Recherches ayant pour but de démontrer la fréquence de la tuberculose consécutive à l'inoculation du lait vendu à Paris sous les portes cochères. *Rev. de méd.*, 10 fév. 1884, p. 150 et suiv.

Stein, avec du lait de vaches phtisiques a provoqué le développement de la tuberculose miliaire au bout de trente-cinq jours [1]. Enfin Karl Hirschberger a communiqué onze fois sur vingt la tuberculose à des cobayes avec du lait recueilli par une section faite sur les glandes mammaires de vaches tuées à l'abattoir [2].

Mais si ces inoculations ou ces injections pratiquées dans le péritoine mettent hors de doute la virulence du lait des vaches tuberculeuses, elles ne prouvent pas, à vrai dire, les dangers de ce liquide employé dans l'alimentation et plus particulièrement dans l'allaitement artificiel.

Malheureusement ces dangers existent. Les expériences que nous avons relatées précédemment suffiraient à en démontrer la réalité, les observations suivantes en sont de nouvelles preuves.

Bang, en faisant ingérer à un lapin et à un porc du lait provenant des *parties saines* d'une glande mammaire tuberculeuse, a provoqué le développement d'une tuberculose intestinale chez ces deux animaux, et il a vu un veau qui faisait usage d'un lait fourni par une vache atteinte de mammite tuberculeuse devenir lui-même phtisique au bout de quelque temps.

[1] Stein. — *Dissert inaug.*, Berlin, 1884.

[2] Hirschberger (Kärl). — *D. Arch. für Klinische med.* Band, XLIV, p. 500.

Dernièrement encore M. Nocard a rapporté à l'Académie de médecine [1] un exemple de contagion des plus intéressants. Il s'agit d'un chat auquel cet auteur ne faisait donner que des aliments cuits, mais qui buvait tous les matins du lait provenant d'une vacherie et qui mourut bientôt de tuberculose sans que l'on puisse attribuer cette infection à autre chose que l'usage du lait. Comme le fait observer Nocard, ce fait est d'autant plus frappant que le chat est un des animaux les plus réfractaires à la tuberculose. Cependant cet observateur a pris soin de faire remarquer, à propos de ce cas de contagion, qu'il a été impossible de savoir si la vache qui fournissait le lait était tuberculeuse. « Dans une vacherie qui contient quarante, cinquante ou même cent vaches, le lait de tous ces animaux est mélangé : on ne peut donc jamais savoir au juste quelle est la bête qui a fourni le lait. Il n'en est pas moins vrai que le lait *même mélangé* est dangereux. »

B. *Observations cliniques.* — Ce n'est pas seulement aux animaux que le lait des vaches atteintes de phtisie peut communiquer cette infection.

La tuberculose de l'espèce bovine est la même que celle de l'espèce humaine. Virchow, en effet, a démontré que les lésions histologiques, les granulations tuberculeuses, sont semblables chez la vache et

[1] Nocard. — *Bull. Acad. de méd.*, 28 janvier 1890.

chez l'homme et Koch a fait voir qu'il existe dans ces produits anatomo-pathologiques des bacilles absolument identiques à ceux que l'on rencontre dans la phtisie humaine. Il n'est donc pas surprenant qu'un lait renfermant de nombreux bacilles de la tuberculose puisse transmettre à l'homme une infection dont ces micro-organismes sont la cause première et la condition essentielle de développement.

De fait, les exemples de contagion par le lait tuberculeux ne manquent pas dans l'espèce humaine.

Bang a raconté que, dans une ferme où l'on se servait du lait donné par une vache tuberculeuse, non seulement le veau fut contaminé, mais il en fut de même d'une femme enceinte et d'un enfant de six mois qui avait été nourri avec ce lait.

Lydtin a observé le fait suivant : « Un enfant de cinq ans, pur de toute prédisposition héréditaire à la tuberculose, mourut en quatre semaines de tuberculose miliaire des poumons, avec hypertrophie énorme des glandes mésentériques. On apprit que, peu de temps auparavant, les parents avaient dû faire abattre une vache que le vétérinaire déclara atteinte de phtisie pommelière ; or, cette vache était bonne laitière et pendant longtemps l'enfant buvait le lait au moment même où l'on venait de traire la bête[1]. »

[1] Cité par Vallin. — *Rev. d'hyg.*, 1884, p. 269.

MM. Grancher et Hutinel ont relaté un cas aussi probant de contagion par le lait tuberculeux. « Nous nous rappelons, disent ces auteurs, un petit garçon né de parents et de grands-parents parfaitement sains, chez qui il n'existait aucune tare héréditaire. Cet enfant eut par malheur une mauvaise nourrice et il prit pendant des mois du lait de vache *non bouilli* dont on ne connaissait pas toujours la provenance. A l'âge de dix-huit mois, il eut des accidents abdominaux sérieux, diarrhée, météorisme, douleurs abdominales. Il guérit, mais il conserva un ventre volumineux, sillonné de grosses veines bleues, il resta maigre, chétif et fut exposé à de fréquentes coliques. A plusieurs reprises, il eut de la diarrhée sanguinolente. A quatre ans, il eut pendant une quinzaine de jours un malaise fébrile que, faute de mieux, on qualifia de fièvre muqueuse pour ne pas alarmer la famille ; dix mois après il mourait de méningite. — Ne peut-on pas sans témérité dire que cet enfant a contracté la tuberculose en ingérant un lait chargé de bacilles[1] ? »

Enfin, cette année même, à l'Académie de médecine, M. Nocard citait deux faits non moins démonstratifs[2].

Le premier, dû au Dr Stang (d'Arnorbach), est le

[1] Grancher et Hutinel. — *Dict. encyclop. des sc. méd.* Art. *Phtisie*, p. 533 et 534.

[2] Nocard. — *Bull. Acad. de méd.*, 28 janv. 1890.

suivant. Un garçon âgé de cinq ans, sans tare héréditaire, fut atteint de scrofulose et mourut quatre semaines plus tard des suites d'une tuberculose miliaire des poumons et d'une hypertrophie énorme des glandes mésentériques. On apprit alors que les parents de l'enfant avaient été récemment obligés de faire abattre une vache qui était malade de phtisie pommelière.

Dans le second, relaté par le professeur Demme (de Berlin), médecin d'un hôpital d'enfants, il s'agit de quatre enfants exempts de toute prédisposition héréditaire qui succombèrent de tuberculose intestinale et mésentérique pour avoir absorbé du lait de vaches tuberculeuses.

A la même séance, M. Brouardel rapportait également une observation analogue : « Cinq des pensionnaires d'un établissement d'instruction privée, âgées de quatorze à dix-sept ans, moururent de tuberculose en très peu de temps sans qu'elles eussent aucune tare héréditaire. Or, quelques semaines après, on amenait à l'abattoir une vache qui fut reconnue tuberculeuse et on apprit que c'était cette vache qui fournissait du lait à l'établissement en question. »

Les observations de transmission de la tuberculose de la vache à l'espèce humaine par le moyen du lait sont en réalité peu nombreuses : mais cette rareté relative n'a rien qui doive nous surprendre. Les causes de la tuberculose sont tellement fréquentes, les chances de contagion tellement communes, qu'il n'y a nullement lieu de s'étonner si bien des auteurs ont hésité à accuser l'usage du lait du développement d'une affection qui, dans bien des cas, pouvait reconnaître une autre origine.

Lorsqu'un enfant est en contact journalier avec des phtisiques ou bien possède quelques chances d'hérédité, même des plus faibles, il est évident que l'on attribue plus volontiers soit à la contagion par inhalation, soit à l'hérédité, une tuberculose qui, même dans ces circonstances, peut n'être due qu'à l'emploi d'un lait infecté.

Les seules observations que l'on ait cru pouvoir publier sont donc celles où aucune cause de contagion autre que l'ingestion de ce lait ne pouvait être incriminée, et, nous le répétons, ces cas sont loin d'être fréquents.

Cependant les faits de ce genre sont assez nombreux et assez nets pour entraîner la conviction et démontrer la réalité et la gravité des dangers du lait tuberculeux.

Il est d'ailleurs un point qui offre pour nous un intérêt tout particulier.

On sait combien est commune chez les enfants la tuberculose de l'intestin et des ganglions mésentériques, alors même que bien souvent les organes thoraciques sont absolument indemnes de toute lésion. Ce fait n'avait pas échappé aux anciens observateurs;

nous connaissons aujourd'hui la raison de cette localisation et de sa fréquence.

Nous avons vu précédemment que, chez les animaux auxquels on avait fait boire du lait tuberculeux, les lésions trouvées à l'autopsie étaient surtout marquées dans les organes abdominaux : l'agent infectieux pénétrant et séjournant dans l'intestin s'attaquait tout d'abord à cet organe ainsi qu'aux ganglions auxquels se rendent les lymphatiques qui en émanent.

Il en est évidemment de même chez l'enfant, et, comme le fait remarquer Vallin, « il est impossible de ne pas rapprocher ces lésions artificiellement développées de celles qu'on rencontre chez les enfants chétifs, mal nourris, chez ceux surtout qui ont été soumis à l'allaitement artificiel et qui succombent si souvent au carreau, à la scrofule, à la tuberculisation abdominale. Chez ces enfants les organes respiratoires sont souvent indemnes de tubercules; ils constituent une exception classique à la loi de Louis; la phtisie est chez eux presque exclusivement intestinale et mésentérique [1] ».

Cette localisation, ou tout au moins ce début des lésions dans les organes abdominaux est donc une preuve nouvelle et des plus convaincantes de la contagion par ingestion, ou, d'une façon plus précise, de la contagion par l'emploi du lait tuberculeux.

[1] Vallin. — *An. d'hyg.*, 1878, p. 39.

En outre, si, d'une part, on considère que le lait est, dans le cas qui nous occupe, l'aliment exclusif, et si, d'autre part, on a présenté à l'esprit la grande puissance d'absorption des organes digestifs des enfants, on ne peut douter de la fréquence de ce mode de contagion dans le jeune âge et l'on peut affirmer que les dangers du lait tuberculeux sont autant et même plus à redouter dans l'allaitement artificiel que dans l'alimentation des adultes.

C. *Objections contre les dangers du lait tuberculeux.* — 1° *Cas négatifs.* — Il s'en faut cependant de beaucoup que cette opinion soit universellement admise, et aujourd'hui encore des médecins des plus distingués soutiennent que les inconvénients de l'usage du lait fourni par des vaches tuberculeuses ont été pour le moins grandement exagérés.

Certains faits négatifs ont paru à divers observateurs suffisants pour faire révoquer en doute la possibilité de la transmission de la tuberculose par le lait.

C'est ainsi que Harms et Gunther[1] ont constaté que les jeunes d'un grand nombre de lapins artificiellement tuberculisés ne naissaient pas tuberculeux; de plus, ces animaux qui se nourrissaient journellement du lait de leur mère tuberculeuse, ne présen-

[1] Harms et Gunther.-Zundel. — *Recueil de méd. vétérinaire*, 1873, p. 472.

taient au bout de six semaines aucun signe apparent d'infection.

Muller[1] n'a pas obtenu plus de succès sur des lapins, des cochons d'Inde, un mouton et un porc.

Schreiber[2] a nourri seize lapins et trois cobayes avec du lait frais[3] de vache pommelière et chez aucun de ces animaux il n'a pu développer la tuberculose. Il en tirait même cette conclusion que le lait de vaches phtisiques ne contiendrait pas de substances nuisibles, mais que, ne possédant que des qualités nutritives inférieures, il mettrait les individus qui en font usage dans un état de faiblesse organique qui les disposerait à contracter la tuberculose avec une certaine facilité.

Enfin, Perroncito (de Turin)[4] a rapporté le fait de toute une famille dans laquelle le mari âgé de trente-huit ans, la femme de trente-trois, et les deux enfants de cinq et dix ans, burent *pendant huit jours* du lait, soit frais et aussitôt après la traite, soit *bouilli et mélangé à d'autres aliments,* d'une vache manifestement phtisique à l'autopsie et qui tous après deux ans

[1] Muller. — Zur Œtiologie der Tuberkulose. *Zeitschr. f. med. Wissench.*, p. 201.

[2] Schreiber. — Zur Lehre von artificieller Tuberkulose. *Diss. inaug.*, Berlin, 1875.

[3] Nous laissons de côté les expériences qui ont porté sur du lait cuit.

[4] Perroncito. — La tuberculosi in rapporto colla economia sociale e rurale, Turin, 1875.

ne présentaient pas le moindre signe de tuberculose.

A propos de cette dernière observation, on pourrait certainement faire remarquer que non seulement l'expérience a fort heureusement duré très peu de temps, mais encore que pendant ces huit jours le lait a été souvent pris bouilli ou mélangé à d'autres aliments, conditions qui, à vrai dire, diffèrent essentiellement de celles que nous examinons ici.

Mais ces faits négatifs ont-ils bien toute la valeur qu'on a voulu leur accorder? Evidemment non.

« Il faut pour la réalisation de la maladie, dit le Pr Bouchard, la réunion de deux facteurs : le premier, nécessaire, est le germe infectieux; le second, non moins indispensable, est la connivence de l'organisme qui met à la disposition du germe l'ensemble des conditions physiques et chimiques qui constituent son milieu vivant. S'il n'y a qu'un homme sur cinq qui meure par tuberculose, c'est que décidément l'homme ne présente pas le milieu de la tuberculose; c'est que, dans un cinquième des cas seulement, l'homme, par suite des modifications chimiques, physiques et dynamiques subies par son organisme, perd ses moyens ordinaires de défense contre la tuberculose; c'est que le sol, si l'on peut ainsi dire, a été remanié, retourné et modifié de telle manière que les germes, tombés stériles hier, deviennent fertiles aujourd'hui[1]. »

[1] Bouchard, cité par Grancher et Hutinel. — *Loc. cit.*, p. 532.

N'est-il donc pas naturel que, dans certains cas, l'ingestion de lait tuberculeux n'ait pas été suivie d'une infection qui n'aurait pas manqué de se produire dans des conditions plus favorables au développement et à la multiplication des bacilles ?

2° *Rareté de la tuberculose chez les enfants.* — Une autre objection que l'on a élevée contre les dangers du lait des vaches atteintes de pommelière est la suivante. Comment, a-t-on dit, peut-on admettre que le lait soit capable de communiquer la tuberculose, alors que cette affection est extrêmement rare chez les enfants pour lesquels le lait est la principale, souvent même l'unique nourriture ?

Certes, s'il en était ainsi, si la rareté de la tuberculose infantile était démontrée, cet argument aurait dans l'espèce une valeur incontestable ; malheureusement il s'en faut de beaucoup que la tuberculose soit exceptionnelle dans le jeune âge.

Les recherches de Landouzy [1] ont prouvé, en effet, qu'il meurt annuellement à Paris plus de deux mille enfants du seul fait de la tuberculose. De ceux-ci un grand nombre sont évidemment atteints en vertu de l'hérédité; mais ces tuberculoses héréditaires ne sont pas à comparer comme fréquence avec les tuberculoses acquises par contagion. Aussi, cet auteur fait-

[1] Landouzy. — Mortalité parisienne du premier âge (enfants de un jour à deux ans); ses rapports avec la tuberculose, *Revue de méd.*, 1888, p. 788.

il jouer à juste titre à l'allaitement un rôle considérable dans la propagation de cette affection chez les enfants.

Une des raisons qui ont le plus contribué à faire considérer comme exceptionnelle la tuberculose du jeune âge, c'est que, dans la première enfance, la phtisie prend souvent l'aspect et les allures d'une broncho-pneumonie disséminée ou pseudo-lobaire aiguë ou subaiguë. Dans ces conditions, la nature de ces broncho-pneumonies est souvent méconnue et l'actif de la tuberculose se trouve diminué d'autant.

D'un autre côté, il ne faut pas oublier que, si la tuberculose évolue souvent d'une façon rapide chez les enfants, il n'en est pas toujours ainsi. Le fait est particulièrement vrai pour les tuberculoses intestinale et mésentérique, dont le développement lent et insidieux induit souvent en erreur sur la véritable origine, les accidents faisant leur apparition à une époque où l'allaitement semble à première vue devoir être mis complètement hors de cause.

En résumé, l'argument que l'on a voulu tirer de la soi-disant rareté de la tuberculose chez les jeunes enfants est dénué de fondement et ne possède pas par conséquent la valeur qu'on lui a attribuée.

Il en est de même de l'objection suivante.

3° *Destruction de la virulence du lait par le suc gastrique.* — Cohnheim avait prétendu que le suc gastrique détruit les propriétés virulentes des produits tuberculeux : pour lui, l'infection par la voie gastro-intestinale ne serait possible que s'il existe un catarrhe stomacal altérant les qualités du suc gastrique et permettant au virus tuberculeux de passer dans l'intestin sans avoir subi de modifications sensibles dans l'estomac.

Cette opinion, qui a été adoptée par bon nombre d'auteurs, n'est pas exacte.

Tout d'abord, il n'est pas inutile de faire observer que le catarrhe stomacal, à un degré plus ou moins marqué, offre une fréquence extrême chez les enfants allaités artificiellement. Si donc on admet que le lait tuberculeux n'est exempt de dangers qu'à la condition que les parois et les fonctions stomacales offrent une intégrité absolue, on est bien près de reconnaître que, dans la pratique, la contagion par le lait est possible dans un nombre incalculable de cas.

Mais il y a plus.

Les expériences de MM. Straus et Wurtz[1] ont établi de la façon la plus nette que le suc gastrique est loin de posséder, à l'égard des bacilles tuberculeux, les propriétés microbicides dont on l'avait gratifié.

Ces observateurs ont injecté à des animaux des cultures pures de bacilles de Koch ayant séjourné à l'étuve à 38° dans du suc gastrique pur. Avec ces cultures, sur lesquelles le suc gastrique avait agi pendant

[1] Straus et Wurtz. — *Arch. de méd. exp.*, 1888, p. 370 et suiv.

un temps variant de une heure à six heures, ils ont vu se développer au point d'inoculation un abcès tuberculeux bientôt suivi d'infection généralisée[1].

Au bout de six heures, c'est-à-dire après un temps bien plus considérable que celui durant lequel le lait demeure normalement dans l'estomac, les cultures tuberculeuses n'avaient donc nullement perdu leur virulence. A bien plus forte raison il est par conséquent permis d'affirmer que les propriétés infectieuses du lait ne sont pas atteintes par le suc gastrique dans les conditions physiologiques.

Comme le font observer les auteurs que nous venons de citer, « dans les expériences faites *in vitro*, le suc gastrique *pur* agit directement sur la culture pure d'un microbe pathogène. L'action de ce suc peut donc s'exercer avec une énergie bien plus grande que lorsqu'on a affaire à des substances virulentes digérées dans l'estomac. Dans ce cas, en effet, les microbes pathogènes sont généralement renfermés dans des tissus animaux ou végétaux et en partie protégés par eux. D'autre part, le suc gastrique est dilué par les aliments et les boissons. Dans les expériences telles qu'elles ont été instituées, l'effet antiseptique obtenu est un effet maximum qui ne se réalise jamais dans les mêmes proportions dans la digestion physiologique ».

[1] Les cultures employées étaient faites sur de la gélose glycérinée. Les spores étaient nombreuses.

Ainsi, il est bien avéré que le suc gastrique est insuffisant pour détruire la vitalité des micro-organismes tuberculeux : on ne saurait donc considérer ce liquide comme une garantie contre les dangers du lait des vaches atteintes de pommelière.

4° *Action de l'épithélium intestinal.* — Il en est de même de la barrière que l'épithélium intestinal opposerait à l'infection tuberculeuse.

En effet, outre que le catarrhe intestinal se rencontre chez les jeunes enfants au moins aussi fréquemment, sinon plus, que le catarrhe stomacal et offre une égale importance au point de vue de la propagation de la phtisie par le lait, les recherches récentes de Dobroklonski ont démontré que l'intégrité de la couche épithéliale de l'intestin ne joue qu'un rôle des plus restreints.

« Pour que l'infection ait lieu, dit cet auteur, il n'est pas nécessaire qu'il y ait des lésions de la paroi intestinale, ni une desquamation épithéliale, ni une modification locale quelconque, ni un processus inflammatoire antérieur. Le virus tuberculeux (bacilles comme spores) peut traverser facilement la couche épithéliale parfaitement normale de l'intestin. Cette pénétration est particulièrement facile dans les endroits où le contact du virus tuberculeux avec la paroi est prolongé, mais pour que la pénétration se fasse, il n'est pas nécessaire que le contact soit prolongé et qu'il dépasse de beaucoup ce qui se passe normalement[1]. »

5° *Absence de virulence du lait quand la mamelle est saine.* — Il nous reste maintenant à dire quelques mots d'une objection que l'on a élevée contre la réalité des dangers du lait des vaches tuberculeuses.

Comme nous l'avons vu précédemment, Koch admet que le lait n'est capable de communiquer la tuberculose que lorsque la mamelle est elle-même atteinte de cette affection. Cette assertion de l'éminent microbiologiste allemand a été adoptée sans hésitation par les partisans de l'usage du lait cru dans l'alimentation, et, comme la mammite tuberculeuse passe pour être assez peu commune (ce qui, d'ailleurs, n'est pas tout à fait exact), on n'a pas manqué de faire valoir cet argument pour affirmer que les inconvénients du lait de vache sont moins grands et moins fréquents qu'on l'a supposé.

Mais l'opinion de Koch est aujourd'hui fortement contestée. Nous avons déjà dit que Bang (de Copenhague) considère le lait des vaches tuberculeuses comme dangereux, même en l'absence de toute lésion de la mamelle. Les recherches plus récentes ont pleinement confirmé cette dernière manière de voir.

Dans des expériences auxquelles nous avons fait allusion précédemment, Karl Hirschberger a commu-

[1] Dobroklonski. — *Arch. de méd exp. et d'anat. path.*, mars 1890, p. 265.

niqué la tuberculose à des cobayes dans trois cas où les mamelles avaient été trouvées totalement saines à l'autopsie, et où les lésions étaient restreintes et absolument limitées au poumon.

Cette possibilité de l'infection par le lait sans mammite tuberculeuse est de même nettement établie par Ernst, de James-Plain (Massachusets), qui, d'une longue série d'observations, a tiré les conclusions suivantes[1] :

« 1° Le lait des vaches atteintes de tuberculose dans n'importe quelle partie du corps peut contenir le virus de la maladie;

« 2° Le virus existe bien que le pis ne soit pas toujours attaqué;

« 3° Il n'y a pas lieu d'affirmer qu'une lésion du pis est nécessaire pour que le lait soit contaminé par l'infection des tubercules;

« 4° On a constaté, au contraire, dans nombre de cas la présence dans le lait du bacille de la tuberculose sans pouvoir découvrir de lésion apparente du pis. »

6° *Le lait mélangé n'est pas dangereux.* — Faut-il admettre que le mélange avec d'autres laits non infectés soit capable de détruire la virulence du lait tuberculeux ?

Cette opinion émise par Bollinger a été acceptée

[1] Ernst (H.-B.). — *New-York med. Journ.*, 12 octobre 1889.

par certains auteurs et professée tout dernièrement encore par M. G. Sée.

En vérité, nous doutons fort que ce mélange puisse avoir une telle action. Si, en effet, les expériences de Baumgarten[1] semblent démontrer que les bacilles ne provoquent le développement des tubercules que lorsqu'ils sont en nombre suffisant, d'un autre côté les inoculations faites par M. Hip. Martin avec du lait pris sous les portes cochères de Paris, c'est-à-dire avec un lait essentiellement mélangé, nous paraissent à elles seules suffire amplement à démontrer combien cette assertion est peu fondée. Ajoutons également que d'autres auteurs, parmi lesquels nous signalerons plus spécialement M. Nocard[2], affirment que ce mélange d'un lait tuberculeux avec d'autres laits ne détruit pas ses propriétés infectieuses.

§ 2. Destruction de la virulence du lait par l'ébullition. — Les différentes considérations dans lesquelles nous venons d'entrer, les expériences que nous avons rapportées établissent donc que le lait de vache peut être et est en réalité trop souvent l'agent de contagion de la tuberculose.

Fort heureusement nous possédons un moyen absolument sûr de dissiper toutes les craintes et de mettre à l'abri de tout danger : ce moyen, c'est de

[1] Baumgarten. — *Ueber Tuberkel und Tuberkulose*, Berlin, 1885.

[2] Nocard. — *Loc. cit.*

faire bouillir le lait destiné à l'alimentation et plus particulièrement à l'allaitement artificiel.

Cette influence de l'ébullition, déjà admise dès les débuts des recherches sur la transmission de la tuberculose par ingestion et signalée tout spécialement par Bollinger, a été depuis vérifiée expérimentalement.

En 1882, M. Hip. Martin a fait un certain nombre de recherches expérimentales sur l'action de la chaleur sur la virulence des matières tuberculeuses et il en a tiré les conclusions suivantes : « Toutes ces expériences vues d'ensemble, dit-il, tendent vers un même but unanime : elles prouvent toutes que du tubercule chauffé à 85° peut-être, sûrement à 100° et au delà, n'est plus qu'une matière inerte qui, introduite dans l'organisme, est rapidement résorbée et ne laisse plus aucune trace, alors même que l'animal a succombé[1]. »

Bang est arrivé à des résultats analogues : en injectant à deux lapins du lait tuberculeux chauffé à 72°,

[1] H. Martin. — Sur la transformation du tubercule vrai ou infectieux en corps étranger inerte sous l'influence des hautes températures et des réactifs divers. *Revue de méd.*, 1882, p. 921.

Dans ces expériences, M. H. Martin avait observé des cas dans lesquels l'injection de matière tuberculeuse chauffée à 180° et de matière non tuberculeuse chauffée à 105° avaient paru développer la tuberculose. Ces faits, qui semblaient infirmer les conclusions de l'auteur, étaient dus à ce que la contagion s'était produite, non pas par les matières injectées, mais par l'intermédiaire des cages dans lesquelles les animaux étaient enfermés. Cette cause d'erreur a été reconnue et prouvée ultérieurement.

il n'a pu transmettre la tuberculose à ces deux animaux[1].

Enfin May[2] a fait à Munich, dans le laboratoire de Bollinger, une série d'expériences consistant en injections parallèles de liquides tuberculeux *autres que le lait*, les uns crus, les autres bouillis ; les crus sans exception ont occasionné la tuberculose ; les cuits, au contraire, n'ont jamais pu produire cette infection. Aussi cet auteur conclut-il avec raison que la cuisson du lait telle qu'elle est pratiquée usuellement suffit pour lui enlever sa virulence et que l'on peut affirmer l'innocuité de tout lait bouilli, quelle qu'en soit la provenance.

En résumé, il est bien établi, d'une part, que le lait de vache *cru* est très souvent un agent de transmission de la tuberculose, d'autre part, que le même lait bouilli n'est jamais dangereux : il n'est donc pas surprenant que l'immense majorité des médecins conseillent formellement de faire bouillir le lait destiné à l'alimentation.

Cette utilité de l'ébullition a été en effet admise par toutes les sociétés médicales qui se sont particulièrement occupées de la prophylaxie de la tuberculose.

En 1876, les membres du congrès de Dusseldorf

[1] Bang. — *Loc. cit.*

[2] May. — *Arch. für hygien.*, 1883, t. I, p. 121.

votaient sans discussion à l'unanimité les propositions suivantes : « Le lait cru, pouvant être le véhicule de germes morbides et spécialement de la pommelière, doit être bouilli avant d'être livré à la consommation. »

Quatre ans plus tard (1880), dans un rapport à l'assemblée nationale d'hygiène et de médecine publiques de Bruxelles, rapport dont les conclusions furent adoptées, Hugues affirmait la nécessité de ne faire usage que de lait bouilli *surtout pour l'alimentation des enfants.*

La même année, le congrès de Turin professait les mêmes opinions.

En 1884, dans la *Revue d'hygiène*, M. Vallin proclamait avec un talent et une autorité incontestables les dangers du lait cru et la nécessité de faire bouillir ce liquide.

En 1888, au congrès tenu à Paris pour l'étude de la tuberculose, cette utilité de l'ébullition du lait destiné à l'alimentation ne faisait l'objet d'aucun doute, et l'article 13 de la loi du 28 juillet 1888 sur les maladies contagieuses du bétail porte que « la vente et l'usage du lait provenant de vaches tuberculeuses sont interdits. Toutefois le lait pourra être utilisé pour l'alimentation des animaux *après avoir été bouilli* ».

En 1889, à l'Académie de médecine, M. Villemin disait que « si l'allaitement (au sein) est impossible, le lait doit *toujours* être bouilli ».

Enfin cette année (1890) la même société savante, dans une discussion sur la prophylaxie de la tuberculose, déclarait qu'il est prudent de n'employer le lait qu'après l'avoir fait bouillir, surtout (et cette addition étant proposée par M. Hérard dont le nom fait à juste titre autorité en matière de tuberculose), *surtout lorsque le lait est destiné à l'alimentation des jeunes enfants*.

§ 3. Objections contre la nécessité de l'ébullition du lait. — A. *Rareté de la tuberculose chez les vaches des campagnes*. — Cependant ce précepte de *toujours* faire bouillir le lait destiné à l'alimentation a paru à certains auteurs excessif et très souvent inutile.

Bien des médecins, on ne doit pas l'oublier, regardent le lait cuit comme inférieur au lait cru, tant au point de vue de la digestibilité qu'à celui du pouvoir nutritif. Il est donc naturel que l'on se soit efforcé de limiter l'ébullition du lait aux seuls cas où on la jugeait absolument indispensable.

Tout d'abord, a-t-on dit, s'il peut être utile de faire bouillir le lait de Paris, et, d'une façon plus générale, celui des grands centres où les vaches vivent dans des conditions hygiéniques plus ou moins défectueuses, il n'en est plus de même dans les campagnes où la pommelière ne se rencontre que d'une façon tout à fait exceptionnelle.

Ce fait est-il bien exact? La tuberculose des vaches

de la campagne est-elle vraiment aussi rare qu'on a paru le croire ? Il est permis d'en douter.

Dans les campagnes et dans les petites villes l'inspection du bétail laisse fort souvent à désirer sous plus d'un rapport et il est bien certain que nombre de cas de tuberculose passent ainsi inaperçus.

Du reste, les expériences d'inoculation instituées par M. Hip. Martin ont prouvé que l'on ne saurait compter sur la provenance rurale du lait pour affirmer son innocuité. Ces inoculations, qui, ainsi que nous l'avons vu, ont été faites avec du lait acheté sous les portes cochères de Paris, ont réussi dans le tiers des cas à développer la tuberculose, et, comme le fait remarquer cet auteur, ce lait est, pour la majeure partie, fourni, non pas par les vacheries de Paris, mais par les fermes de la banlieue et des environs.

B. *Rareté de la tuberculose chez les vaches de Paris.* — Si le lait de la campagne est souvent infecté de virus tuberculeux, celui de Paris (ou des grandes villes) n'est pas moins dangereux. Le fait cependant a été contesté.

« On a soutenu, dit M. Dujardin-Beaumetz, que, dans les vacheries de Paris, si nombreuses et si souvent mal installées, la pommelière est très fréquente. Eh bien ! si l'on s'en rapporte aux chiffres donnés par Alexandre — (Rapport au Préfet de police sur les maladies contagieuses des animaux observés en

1888; Paris, 1889) — chargé de l'inspection des halles et marchés, on voit que c'est à peine s'il existe, dans toutes les vacheries de Paris et du département de la Seine, douze vaches atteintes de pommelière[1]. »

Au mois de décembre 1889, M. Lagneau soutenait une opinion analogue : pour lui, « la rareté de la tuberculose chez les vaches de Paris paraît de plus en plus constatée[2] ».

Cependant, comme le fait remarquer M. Bouchard[3], cette rareté est plus apparente que réelle. En effet, tant que les vaches tuberculeuses sont assez bonnes laitières, les nourrisseurs les gardent ; mais, dès que les proportions de lait qu'elles fournissent commencent à baisser sensiblement, les propriétaires s'empressent de vendre ces bêtes soit dans la banlieue, soit de préférence dans les campagnes, où elles sont engraissées et livrées plus tard à la boucherie avec bien plus de facilités qu'elles ne le seraient à Paris.

D'une façon générale il est donc impossible, aussi bien dans les campagnes que dans les villes, d'affirmer qu'un lait quelconque est exempt de virus tuberculeux. L'ébullition conserve en conséquence toute sa valeur et toute son utilité.

C. *Inutilité de l'ébullition quand la vache qui four-*

[1] Dujardin-Beaumetz. — De la prophylaxie par l'alimentation. *Bull. thérapeutique,* 15 mai 1889, p. 391.

[2] Lagneau. — *Bull. Acad. de méd.*, 24 déc. 1889.

[3] Bouchard. — *Bull. Acad. de méd.*, 28 janv. 1890.

nit le lait est connue. — Il est néanmoins une circonstance qui, à première vue, semble mettre à l'abri de tout danger : c'est lorsque l'on connaît la vache qui fournit le lait et que cet animal jouit d'une bonne santé.

En réalité, c'est là une sécurité trompeuse.

De l'avis de tous les médecins vétérinaires, la tuberculose de la vache est, dans bien des cas, extrêmement difficile à diagnostiquer et peut facilement être méconnue.

On sait que lorsque Gerlach, appelé en 1873 à diriger l'École vétérinaire de Berlin, tenta de répéter les expériences qu'il avait faites antérieurement sur le lait de vache, il n'obtint que des insuccès et reconnut plus tard à l'autopsie que la vache qui lui avait fourni le lait pour ses expériences, bien qu'ayant l'aspect d'une bête phtisique, n'était nullement tuberculeuse.

Mais l'erreur inverse est plus souvent commise et bien des vaches qui offrent toutes les apparences de la santé sont cependant incontestablement tuberculeuses. Le fait est tellement vrai que, d'après Vallin, un bœuf dont le poumon était rempli de tubercules a pu être primé à un concours d'animaux gras [1].

Les difficultés du diagnostic sont plus grandes encore lorsque la tuberculose est limitée à la mamelle ; et pourtant, de l'avis de tous les auteurs, ce sont ces

[1] Vallin. — *Rev. d'hygiène*, 1884, p. 273.

cas surtout que, dans la pratique de l'allaitement artificiel, on aurait le plus d'intérêt à reconnaître de bonne heure. Or, comme le fait observer M. Nocard[1], la mammite tuberculeuse passe le plus souvent inaperçue, et dernièrement encore M. Veyssière communiquait au conseil d'hygiène de Rouen[2] le cas d'une vache atteinte de cette tuberculose de la mamelle et chez laquelle la glande ne différait en rien par sa forme ni par sa consistance de celle d'une vache saine; dans ce fait, le diagnostic, évident à l'autopsie, était impossible pendant la vie.

Ainsi, il est permis aujourd'hui d'affirmer que le lait de vache prend une part importante à la propagation de la tuberculose, cela aussi bien chez les jeunes enfants qu'à une époque plus avancée de l'existence.

D'un autre côté, il est bien démontré que l'ébullition du lait peut seule mettre à l'abri de tout danger de contagion.

Il n'est pas, croyons-nous, d'argument qui plaide avec plus d'éloquence en faveur de l'usage exclusif du lait bouilli dans l'allaitement artificiel.

[1] Nocard. — *Cong. pour l'étude de la tub.*, 1888.

[2] Veyssière. — *Rev. sanitaire de province*, 1890, p. 66, et *Rev. d'hygiène*, 20 juin 1890.

CONCLUSIONS

Les conclusions à tirer de l'étude que nous venons d'entreprendre s'imposent d'elles-même. Résumons-les cependant en quelques mots :

1° S'il est incontestable que certains enfants digèrent plus facilement le lait cru que le lait bouilli, on peut néanmoins affirmer que, dans l'immense majorité des cas, l'ébullition ne diminue aucunement la digestibilité du lait.

2° Le pouvoir nutritif du lait bouilli est grandement suffisant pour subvenir aux besoins des jeunes enfants.

3° Le lait bouilli se conserve sans altérations plus longtemps que le lait cru.

4° Le lait est très souvent le véhicule des germes contagieux de certaines maladies.

5° Parmi celles-ci, la tuberculose est de beaucoup la plus fréquente.

6° L'ébullition du lait met à l'abri de tout danger de contagion par ce liquide.

7° Il est donc absolument indiqué de faire bouillir le lait destiné à l'allaitement artificiel.

INDEX BIBLIOGRAPHIQUE

ADAM. — Etude sur le lait. *Journal de pharmacie*, 1er février 1886.

AIRY (H.). — Epidémie de scarlatine propagée par le lait. *San. record.*, février 1880.

ARCHAMBAULT. — Alimentation des petits enfants. Allaitement artificiel et allaitement mixte. *Gazette des hôpitaux*, 2 mars 1882.

ARDENNE (D'). — Allaitement artificiel. Paris, 1881.

ARTEMIEFF. — Allaitement des nouveau-nés et leur alimentation artificielle. *Arch. de Tocologie*, 1887.

ARTHUS ET PAGÈS. — Recherches sur l'action du lab et la coagulation du lait dans l'estomac et ailleurs. *Arch. de physiol. normale et pathol.*, avril 1890.

BANG. — Sur la tuberculose de la mamelle de la vache et sur le lait tuberculeux. *Nordiskt med. archiv*, 1884, et *Cong. internat. de Copenhague*, août 1884.

BARBIER. — Portes d'entrée de la tuberculose. *Gazette méd.*, 8 septembre 1888.

BEAUMONT. — Experiments and observations on the gastric juice and the physiology of digestion. Boston, 1834.

BOLLINGER. — Tuberkelbacillen in Enter tuberc. *Kuhe Baier, arztl. int.*, Bl. 16, 1883.

BOUCHARD. — *Bull. Acad. de méd.*, 24 décembre 1889.

BOURGET. — Recherche clinique des acides de l'estomac. *Revue méd. de la Suisse romande*, 1888, p. 103-106.

BROUARDEL. — *Bull. Acad. de méd.*, 28 janvier 1890.

BUCK (Edgar). — Fièvre typhoïde et lait. *San. record*, juin 1882, p. 505.

BUDDE. — *Deutsch. med. Zeitsch.*, 1889, et *Ann. de thérapeut.*, 1890, p. 147.

BUTEL. — Tuberculose des animaux et phtisie humaine, 1887.

CAMERON. — Intoxication par le lait contenant des matières septiques. *Dublin journal of medical sciences*, février 1882.

CAMERON. — Observations on a certain malady occuring among cows at a time when the milk produced by them disseminated scarlet fever. *Lancet*, 1886, t. I, p. 927, et *British med. journal*, 1886, t. I, p. 883.

CHAMBRELENT et MOUSSOUS. — De la transmission du charbon des mères aux fœtus. *Revue sanit. de Bordeaux*, 25 décembre 1883, p. 14, et *Arch. de tocologie*, février 1884.

COHNHEIM. — La tuberculose considérée au point de vue de la doctrine de l'infection. 2e édition, traduction Musgrave-Claye. Paris, 1882.

COMBE. — Transmission de la tuberculose par le lait. *Th. de doct.* Paris, 1888.

COMBY. — Allaitement, etc. *Progrès méd.*, 10 octobre 1885.

CREIGHTON. — *Ann. d'hygiène*, septembre 1881.

CROOKSHANK. — Microbe de la scarlatine, cité par Keser, in *Sem. méd.*, décembre 1887, p. 516.

DAMASCHINO et CLADO. — Microbe de la diarrhée infantile. *Soc. de biol.*, 6 décembre 1884.

DELEST. — Possibilité de la transmission de la fièvre aphtheuse à l'homme par l'espèce bovine. *Th. doct.* Paris, 1881.

DOBROKLONSKI. — De la pénétration des bacilles tuberculeux dans l'organisme à travers la muqueuse intestinale et du développement de la tuberculose expérimentale. *Arch. de méd. expériment. et d'anat. path.*, mars 1890, p. 265.

DOUGALL. — Sur la propagation des maladies infectieuses par le lait. *Glascow med. journal*, mai 1873.

DUJARDIN-BEAUMETZ. — *Clinique thérapeutique*, t. I, p. 294.

DUJARDIN-BEAUMETZ. — De la prophylaxie par l'alimentation. *Bull. de thérap.*, 15 mai 1889, p. 391.

DUJARDIN-BEAUMETZ. — *Dict. de thérap.*, art. *Lait.*

DUPRÉ et LECUYER. — Lait de vaches péripneumoniques. *Ann. d'hyg.*, 1885, p. 87.

ERNST (H.-B.). — *New-York med. journal*, 12 octobre 1889.

ESCHERICH. — Digestion normale du lait chez le nourrisson. *Jarburch für kinderheilk*, Band, t. XVII, Heft 1 et 2, et *Revue des Sc. méd.*, 1881, t. XXXI, p. 154.

FERY. — Etude comparée du lait de femme, d'ânesse, etc., Paris, 1884.

FONSSAGRIVES. — Leçons d'hygiène infantile.

FORSTER. — Utilisation du lait dans l'intestin du nouveau-né. *Mitt. d. Gesellsch. f. morpholog. zu Munchen*, 6 mars 1878, et *Revue des Sc. méd.*, t. XIV.

GALTIER. — Germes de la tuberculose dans le lait caillé par la présure. *Acad. des Sc.*, 1887.

GEORGES. — Expériences sur la thérapeutique des dyspepsies gastriques. *Arch. de méd. expérimentale et d'anat. path.*, janvier 1890, et *Revue méd. de l'Est*, 1890.

GERLACH. — Ueber die Impfbarkeit der tuberkulose und der Perlsutht bei Thieren sowie ueber die uebertragharkeit des letzen Futterung *Artszug. dem Jaresberischt der K. Thierargneischule zu Hannover*, 1869, p. 127-151.

GORUP-BESANEZ. — *Chimie physiologique*, trad. Schlagdenhauffen, t. I, p. 598 et suiv.

GRANCHER et HUTINEL. — *Dict. encyclop. des Sc. méd.* Art. *Phtisie.*

HAMMARSTEN. — Recherches sur la digestion des substances albuminoïdes chez le nouveau-né. *Beitrage zur Anat. und Physiol.* Leipzig. Vogel, p. 116, 1875.

HARMS et GUNTHER. — Zundel. *Recueil de médecine vétérinaire*, 1873, p. 472.

HART (Ern.). — De l'influence du lait sur la propagation des maladies contagieuses et zymotiques. *Ann. d'hygiène*, 1881.

HAYEM. — Traitement de la dyspepsie du premier âge. *Bull. thérap.*, 30 mai 1887.

HÉRARD, CORNIL et HANOT. — *Phtisie pulmonaire.* 2e édition, 1888.

HIRSCHBERGER (Karl). — *Deutsch. Archiv f. klinische med.*, Band XLIX, p. 500.

HUSSON. — Le lait, la crème et le beurre. Paris, 1878.

IMLACH (F.). — Rapport sur la transmissibilité de la tuberculose de l'espèce bovine au moyen du lait. *British med. journal*, 5 juillet 1884.

JOLY et FILHOL. — Recherches sur le lait. *Mém. des savants étrangers*, publiés par l'*Acad. de méd. de Belgique*, 1855.

JOUSSET. — Biberon, ses indications, etc. *Journal des Sc. méd. de Lille*, 1885, t. VII.

KLEBS. — Die künstliche Erzeugung der Tuberculose. *Arch. fur experim. pathol. und Pharmakologie*, von Klebs, Naunyn und Schmiedeberg. Leipzig, t. I, p. 163-180, 1873.

KLEIN. — Communication à l'Institut royal de Londres, 1887.

KOCH. — Die Etiologie der Tuberculose. *Berlin. Klin. Vochenschrift*, n° 15, 1882.

KOCH. — Die Etiologie der Tuberculose. *Mittheilungen aus dem Kaiserlichen Gesundheitsamte*. Berlin, 1884.

LAGNEAU. — *Bull. Acad. de méd.*, 24 décembre 1889.

LANDOUZY. — Mortalité parisienne du premier âge (enfants de un jour à deux ans); ses rapports avec la tuberculose.— *Revue de méd.*, 1888, p. 788.

LEBRIGANT. — Tuberculose dans ses rapports avec l'alimentation. *Th. doct.* Paris, 1881.

LÉCUYER. — Péripneumonie et lait. *Revue d'hygiène*, 1885 et 1887, et *Normandie méd.*, 1887, t. III, p. 118.

LEO. — *Berl. Klin. Woch.*, 1888.

LEO. — *Centralblatt f. die med. Wissench.*, n° 26, 1889.

LEPAGE. — De la diarrhée verte des enfants. *Bull. méd.*, 26 octobre 1887.

LÉVY (Michel). — Traité d'hygiène publique et privée, 5e éd., 1869.

LORRY. — Essai sur les aliments. Paris, 1757, t. I.

LUCAS-CHAMPIONNIÈRE (J.). — Importance de la chaleur pour l'alimentation artificielle, nature des aliments à conseiller. *Arch. de tocologie*, octobre 1882.

LUTON.— Le lait (point de vue biologique). *Un. méd du Nord-Est*, février 1890, p. 66.

LYDTIN. — Cité par Vallin. *Ann. d'hygiène*, 1878.

LYON (G.). — Analyse du suc gastrique, etc. *Th. doct.*, Paris, 1890.

MARCHAND. — Th. école de pharmacie, 1874.

MARTIN (Hipp.). — Sur la transformation du tubercule vrai ou infectieux en corps étranger inerte sous l'influence des hautes températures et des réactifs divers. *Revue de méd.*, 1882, p. 921.

MARTIN (Hipp.). — Recherches ayant pour but de démontrer la fréquence de la tuberculose consécutive à l'inoculation du lait vendu à Paris sous les portes cochères. *Revue de méd.*, 10 février 1884, p. 150 et suiv.

MATHIEU. — Recherches sur la digestion stomacale. *Revue de méd.*, 1889, p. 708.

MAY. — *Arch. für hygien*, 1883, p. 124.

MILLON et COMMAILLE. — Nouvelle substance albuminoïde contenue dans le lait. *Comptes rendus d'Acad. des Sc.*, 1864, t. LIX, p. 301-396.

MIQUEL. — Teneur du lait en bactéries. *Ann. de micrographie*, 1890 et *Ann. de thérap.*, 1890, p. 150.

MONTÈGRE. — Expériences sur la digestion de l'homme. Paris, 1814.

MULLER. — Zur Œtiologie der Tuberkulose. *Zeitschr. f. med. Wissench*, p. 201.

NOCARD. — *Bull. de l'Acad. de méd.*, 1888 et 28 janvier 1890.

NOCARD. — Congrès pour l'étude de la tuberculose. Paris, 1888, séance du 25 juillet.

OGLESBY. — Lait et fièvre typhoïde. *Revue d'hygiène et de police sanitaire*, 1880.

PAGÈS. — Recherches sur la pexine. *Th. doct.*, Paris, 1888.

PASTEUR. — Mémoire sur la fermentation appelée lactique. *Ann. de chimie et de phys.*, 3e série, t. LII, p. 404, 1858.

PASTEUR. — Mémoires sur les corpuscules organisés qui existent dans l'atmosphère. *Ann. de Sc. nat.*, 4e série, t. XVI, p. 52 et suiv., 1861.

PERRON. — *France méd.*, 1883, p. 327.

PERRONCITO (E.). — La tuberculosi in rapporto colla economia sociale e rurale. Turin, 1875.

PEUCH. — *Comptes rendus de l'Acad. des Sc.*, 1880, t. XC, p. 1581.

POELS et NOLEN. — Identité du pneumocoque pneumonique de l'homme avec celui de la pleuro-pneumonie contagieuse des bêtes à cornes. *Centralbl. f. med. Wissench.*, 1889.

POWER. — Milk scarlatina in London in 1885 being in report on certain observed relations between scarlatina in various districts of London and milk supplied from a dairy farm at Hendon. *San. journal Glascow*, 1886-1887.

POWER et KLEIN. — Le lait comme agent de l'infection scarlatineuse. *Boston med. journal*, août 1886, p. 115.

QUÉVENNE. — Étude sur le lait. *Ann. d'hygiène*, 1841, t. XXVI, p. 302.

QUEYRAT. — Tuberculose du premier âge. *Th. doct.*, Paris, 1886.

RADEMAKER. — Typhoid bacillus in milk and water and the production of putrescine and typhotoxine. *Amer. practitioner and news*, 15 février 1890.

REICHMANN. — Recherches sur la digestion du lait chez l'homme. *Zeitsch. fur klinische med.*, Band IX, Heft, IX, 1886, p. 565 et 588.

RICHARD. — Transmission de la tuberculose par le lait. *Revue d'hygiène*, 1884, t. V, p. 35 et suiv.

RICHET (Ch.). — *Gazette heb. de méd. et de chir.*, 1877.

RICHET (Ch.). — *Journal de l'anat. et de la physiol.*, 1878.

RICHET (Ch.). — Du suc gastrique chez l'homme et les animaux. *Th. doct. ès sciences*. Paris, 1878.

RICHET (Ch.). — *Progrès méd.*, 1881, p. 175 et suiv.

ROTH (E.). — Propagation de la fièvre typhoïde par le lait. *Deutsche Wierteljahrsch f. offent. gesundheitspflezg*, t. XXII, p. 2, 1890.

ROUVIER (J.). — Hygiène de la première enfance, 1889.

Roux et Yersin. — Recherches sur la diphtérie. *Ann. de l'Institut Pasteur*, 1890.

Santi (de). — La contagion de la phtisie pulmonaire avant la doctrine parasitaire. *Revue gén. de clin. et de thérap.*, 1890, 15 et 30 avril et 7 mai.

Savouré-Bonville. — Rapport au préfet de l'Eure, 1888. Evreux.

Schachmann. — Portes d'entrée de la tuberculose. *Arch. gén. de méd.*, 1885, p. 584-619.

Schiff. — Leçons sur la physiol. de la digestion (traduction française). Paris, 1868.

Schreiber. — Zur Lehre von artificieller Tuberkulose. *Diss. inaug*. Berlin, 1875.

Sée (G.). — De la digestibilité et de l'indigestibilité. *Revue méd. franç. et étrangère*, t. I, p. 329-405.

Sée (G.). — Phtisie bacillaire.

Sée (G.). — *Bull. Acad. de méd.*, 1889.

Simon. — Die Frauenmilch nach ihren chem. u. physiol. *Verhalten dargelstatt*, p. 16 et suiv. Berlin, 1838.

Simon (J.). — Allaitement des nouveau-nés. *Union méd.*, 1878.

Simpson. — Transmission du choléra par le lait. *Practitioner*, 1887.

Spallanzani. — Expériences sur la digestion. Genève, 1783,

Spillmann. — Tuberculose du tube digestif. *Th. d'agrég.*, 1878.

Stein. — *Dissert. inaug*. Berlin, 1884.

Straus. — Stérilisation et désinfection par la chaleur. *Arch. de méd. expériment. et d'anat. pathol.*, mars 1890.

Strauss et Wurtz. — Action du suc gastrique sur quelques microbes pathogènes. *Arch. de méd. expérim. et d'anat. path.*,

1888, p. 370 et suiv., et *Congrès pour l'étude de la tub.* Paris, 1888, séance du 30 juillet.

TARNIER. — *Bull. Acad. de méd.*, 1882.

TARNIER et CHANTREUIL. — Traité de l'art des accouchements.

TIEDMANN et GMELIN. — Recherches expérimentales sur la digestion (traduction française de Jourdan). Paris, 1827.

TOUSSAINT. — Transmissibilité de la tuberculose par le lait. *Comptes rendus de l'Acad. des sciences*, 1880, t. XC, p. 574.

TRIPE. — *British med. journal*, 1879, p. 18.

TROUSSEAU. — *Th. de concours d'hygiène*, 1837.

UFFELMANN (J.). — Étude sur la digestion du lait de vache et sur les moyens d'en augmenter la digestibilité. *Arch. fur die gesammte Physiol.* Band XXIV, p. 339, 1883, analysé *in Revue des Sc. méd.*, 1884, t. XXIII.

VACHER (Fr.).— Influence des diverses substances alimentaires sur la propagation des affections zymotiques et tuberculeuses. *Ann. d'hygiène*, 1881, 3e série, t. VI, p. 291.

VACHER (Fr.). — De la transmission des maladies par le lait. *San. record.*, 1882, nº 293, p. 320.

VALLIN. — *Revue d'hygiène*, 1878, 1881, 1884.

VASSILIEF. — *Th. de Saint-Pétersbourg*, 1889.

VERCHÈRE. — Portes d'entrée de la tuberculose. *Th. doct.* Paris, 1884.

VERNOIS et BECQUEREL. — Du lait chez la femme dans l'état de santé et dans l'état de maladie. *Ann. d'hygiène*, 1855 et 1857.

VEISSIÈRE. — Sur un cas de mammite tuberculeuse méconnue chez la vache. *Revue sanitaire de province*, 1890, p. 66, et *Revue d'hygiène*, 20 juin 1890.

VILLEMIN. — Cause et nature de la tuberculose. *Bull. Acad. de méd.*, 1866.

VILLEMIN. — Etude sur la tuberculose, 1868.

YERSIN. — Développement de la tuberculose expérimentale. *Th. doct.* Paris, 1888.

WELLING (de). — Du lait dans l'alimentation au biberon. Rouen, 1875.

TABLE

INTRODUCTION 5

PREMIÈRE PARTIE

VALEUR DU LAIT BOUILLI ET DU LAIT CRU

CHAPITRE PREMIER. — Modifications du lait par l'ébullition. . . . 11

CHAPITRE II. — Digestibilité comparée du lait bouilli et du lait cru. 19

CHAPITRE III. — Puissance nutritive du lait cru et du lait bouilli. 63

CHAPITRE IV. — Conservation du lait cru et du lait bouilli. . . 70

DEUXIÈME PARTIE

EFFETS DE L'USAGE DU LAIT CRU OU DU LAIT BOUILLI DANS L'ALLAITEMENT ARTIFICIEL

CHAPITRE PREMIER. — Effets généraux 73

CHAPITRE II. — Transmission des maladies par le lait. 79

CHAPITRE III. — Transmission de la tuberculose par le lait. . . 88

CONCLUSIONS. 125

ÉVREUX, IMPRIMERIE DE CHARLES HÉRISSEY

Nous ne saurions mieux faire pour éclairer le praticien sur la valeur de notre **Guide pratique** que de reproduire textuellement l'article paru dans le *Bulletin général de thérapeutique*, dirigé par le Docteur Dujardin-Beaumetz, membre de l'Académie de médecine.

Voici ce qui a été dit de notre encyclopédie de poche :

Guide pratique des Sciences médicales, publié sous la direction du Docteur Letulle, professeur agrégé à la Faculté de Médecine de Paris, médecin des Hôpitaux.

C'est un véritable chef-d'œuvre que ce *Guide pratique des Sciences médicales* qui vient de paraître, car on trouve réuni dans ce petit volume tout ce qui a trait à la médecine, à la chirurgie, à l'obstétrique. Rien n'est omis : maladies cutanées, électricité médicale, odontologie, analyse des urines, toxicologie, tout est traité, et c'est un véritable tour de force de la part des auteurs d'avoir réussi à condenser ainsi toutes les connaissances indispensables de l'art médical.

On est surpris, en lisant cet ouvrage, de voir résumés en quelques lignes les symptômes, les complications, le diagnostic et le traitement de chaque maladie; les détails les plus minutieux y ont trouvé place.

La partie thérapeutique est des plus soignées, et outre les paragraphes spéciaux consacrés au traitement à la fin de la description de toutes les affections, il existe quatre formulaires : 1° un formulaire général extrêmement bien fait; 2° un formulaire spécial pour les maladies de la peau, renfermant les principales formules des maîtres en dermatologie; 3° un formulaire spécial pour les maladies des nouveau-nés et des enfants; 4° un formulaire spécial d'odontologie.

Ce qui caractérise essentiellement ce manuel, c'est que, conçu et exécuté par des jeunes, il est absolument pratique et tout à fait au courant des idées les plus modernes. Aussi est-il appelé, à notre avis, à un grand et légitime succès; en effet, tout médecin voudra le posséder et sera, comme nous, charmé de trouver réunis dans le même volume tant de documents.

Il nous reste, en terminant, à féliciter chaudement les auteurs et la Société d'éditions scientifiques d'avoir si heureusement mené à bien la tâche difficile qu'ils s'étaient tracée; ils ont voulu faire œuvre utile et ils ont grandement réussi.

N. B. — Le **Guide pratique des Sciences médicales** forme un beau volume *cartonné* de 1 500 pages et est expédié franco contre un mandat-poste de **12 francs**, adressé à M. le Directeur de la Société d'éditions scientifiques, 4, rue Antoine-Dubois.

www.ingramcontent.com/pod-product-compliance
Ingram Content Group UK Ltd.
Pitfield, Milton Keynes, MK11 3LW, UK
UKHW020341230726
13925UKWH00003B/910